汉竹编著·健康爱家系列

家用中药
100味

武建设 / 主编

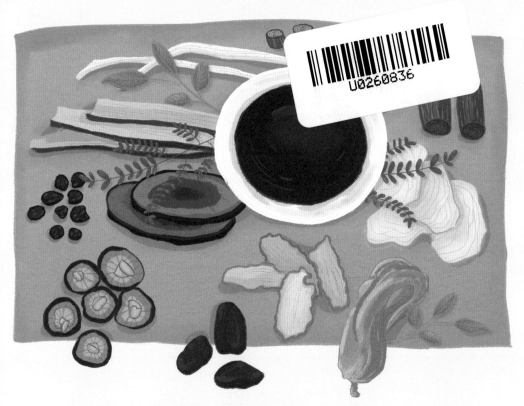

U0260836

江苏凤凰科学技术出版社·南京

图书在版编目（CIP）数据

家用中药 100 味 / 武建设主编 . — 南京：江苏凤凰科学技术
出版社，2023.9
ISBN 978-7-5713-3589-2

Ⅰ.①家… Ⅱ.①武… Ⅲ.①中药学 – 基本知识Ⅳ.① R28

中国国家版本馆 CIP 数据核字 (2023) 第 098673 号

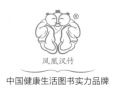

凤凰汉竹

中国健康生活图书实力品牌

家用中药 100 味

主　　　编	武建设	
全 书 设 计	汉　竹	
责 任 编 辑	刘玉锋　黄翠香	
特 邀 编 辑	张　瑜　郭　搏	
责 任 校 对	仲　敏	
责 任 监 制	刘文洋	

出 版 发 行	江苏凤凰科学技术出版社
出版社地址	南京市湖南路1号 A 楼，邮编：210009
出版社网址	http://www.pspress.cn
印　　　刷	江苏凤凰新华印务集团有限公司

开　　　本	720 mm×1 000 mm　1/16
印　　　张	10
字　　　数	200 000
版　　　次	2023年9月第1版
印　　　次	2023年9月第1次印刷

标 准 书 号	ISBN 978-7-5713-3589-2
定　　　价	35.00元

图书如有印装质量问题，可向我社印务部调换。

决明子是否能降血压？

枸杞子有哪些功效？

优质陈皮怎样挑选？

……

　　关于中药，你是否也存在着诸多疑问？中药在我国已传承数千年，能够防未病、治已病，提高人体免疫力，但是很多人对中药的具体使用方法和功效都知之欠详。本书用通俗易懂的语言，对常用中药的功效、使用禁忌、挑选方法和配伍进行了翔实介绍，帮助读者认识和了解中药，并能学会使用常见中药来保健自己和家人的身体。本书精选了家庭养生中常见的100余味中药，按照中药的主要功效进行分类，包括清热解表类、调养五脏类、祛湿排毒类、补气养血类，并且对常见疾病不同证型的中药调补方法给出了详细的解析。

　　本书所列验方及食疗方法仅供读者参考，请读者咨询医生后再服用，特殊人群（如月经期妇女、孕妇、哺乳期妇女、婴幼儿、儿童、敏感体质人群、老年朋友以及有基础病的朋友等）不宜擅自用药。

目录

第一章　居家使用中药，先了解这些

第二章 中药调补，改善脏腑气机

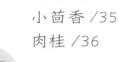

第三章　中药解表清热，扶正祛邪

解表药 /58

清热药 /69

第四章　中药补气养血，抗衰老

补气药 /82

补血药 /90

第五章　中药祛湿排毒，一身轻松

第六章　常见病的中药调养

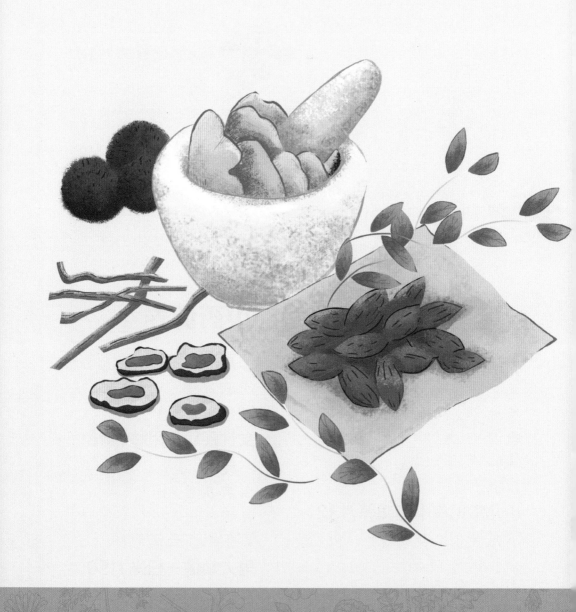

第一章
居家使用中药，先了解这些

中药养生是中医养生的重要组成部分，指通过服用中药或药膳来达到祛除病痛、恢复健康、增强体质、预防疾病、颐养生命的一种养生方法。中药养生重在了解和学会如何使用中药。本章讲述了有关中药的基本知识，让你在认识每味中药的同时也了解更多的中药养生知识。

中药养生，延年益寿健体质

中药养生有其独特的规律，不同的药材有不同的药性和功效，在选用药材时应注意药性，选对药材，才能达到调养身体的目的。只有先了解中药的药性和功效，再进一步了解中药养生的相关知识，才能更好地应用中药。

中药文化流传千年

中药文化是中华民族文化遗产的重要组成部分。几千年来，中药作为我国人民同疾病作斗争的有力武器之一，对中华民族的生存和繁衍，起着不可估量的重要作用。

我国幅员辽阔，地跨寒、温、热三带，天然中药材资源十分丰富，中药材种类繁多，主要包括植物、动物和矿物及其他类各种中药。因为植物类药材占大多数，所以古往今来，医家将中药称为"本草"，民间也称中药为"中草药"。

中药文化在历朝历代都有很好的传承。从上古时期的"神农尝百草"到汉朝"医圣"张仲景《伤寒杂病论》确立经方及辨证施治体系；从唐朝"药王"孙思邈的《备急千金要方》对中医"大医精诚"的诠释，到明代李时珍的《本草纲目》千古流传……一代代中医药人的不辞辛苦、奉献传承，铸就了我们中医药事业的辉煌历史。

中药宜在干燥、通风、阴凉的环境下密封保存。

中药养生的优势

1. 防患于未然

中医历来讲究治未病。面对现代五花八门的疾病层出不穷，以及多种疾病的发病年龄越来越低龄化、亚健康人群规模越来越大的状况，很多人的目光从重视"治病"转向了免疫力的提升。而中药在改善体质、提高免疫力方面，具有良好的效果，利用中药进行个性化养生保健无疑是较为合适的方式之一。

2. 配伍灵活，组方多变

中药配伍灵活，组方多变。根据个人体质状态以及疾病的不同阶段和病症，可以灵活调整药物配伍，辨证施治。

3. 安全、副作用小

中药大多为天然药材，且中药组方时讲求辨病辨证，严格按照配伍原则合理组方。因此，中药相对比较安全，副作用小。不过还要注意的是，不管是什么药，都要对症使用，讲究剂量和使用方法。

药补食补相辅相成

中药与食物是同时起源的，许多食物即药材，它们之间并无绝对的分界线，随着人们对生活经验的积累，药食才开始分化。隋朝《黄帝内经太素》中说"空腹食之为食物，患者食之为药物"，反映出古代的"药食同源"思想。中药的药效强，也就是人们常说的"药劲大"。用药正确时，效果突出；用药不当时，容易出现较明显的不良反应。而食物的效果虽不及中药那样突出和迅速，但若配食得当，对身体也是有好处的。中医以辨证论治理论为指导，将中药与食物搭配，制作药茶或药膳，使其具有营养保健、防病治病的多重功效。

用药前，先了解中药的基本性能

中药的"四气""五味"

中药"四气"指的是什么

"四气"又称四性，即寒、热、温、凉四种不同的药性。"四气"是从药物对机体作用所发生的反应中概括出来的，是药物本身的功能决定的，是与疾病的属性（寒证或热证）相对而言的。

中国古代药学专著《神农本草经》中记载"药有寒热温凉四性""疗寒以热药，疗热以寒药"，指出了以病证寒热作为用药依据的基本原则。中药中的寒凉与温热是绝对不同的两类药性，而寒与凉、温与热只是程度上的差异，寒性较小的即为凉性，热性较小的即为温性。其实，寒、热、温、凉四性之外，还有平性的中药，即寒热之性不很明显，作用比较平和，既可用于热证，又可用于寒证。

中药"五味"指的是什么

中药的"五味"，是指辛、酸、甘、苦、咸五种味道。中药的"五味"有两层含义，一是指药物本身的滋味，二是指药物的作用范围。实际上，中药的味道不止五种，有些中药还具有淡味和涩味，但"五味"是中药的基本味道。所谓"五味入五脏"，即酸入肝，甘入脾，苦入心，辛入肺，咸入肾。

辛味药

"能散，能行"是指其具有发散、行气、行血的作用，可用于外感表证、气血淤滞等引起的疾病。所谓"辛散"，指辛味药具有发散表邪的作用，可用于外感性疾病；"辛行"是指辛味药具有行气、行血的作用，可用于气滞血淤引起的疾病。如藿香、木香、川芎等。

酸味药

"能收，能涩"是指其有收敛、固涩作用，可用于虚汗、久泻、尿频及血证。另外，酸味药有生津、开胃、消食的作用，可用于改善食积、胃阴不足等症状。如乌梅、山萸肉、五味子等。

甘味药

"能补，能和，能缓"是指其具有补益、和中、缓急等作用，可用于改善虚证、脾胃不和、拘急疼痛等症状。所谓"能补"，是指甘味药多具有补益作用，主要用于体质虚弱类疾病；所谓"能和"，是指甘味药具有调和脾胃及调和药性等作用；所谓"能缓"，是指甘味药具有缓和内脏及四肢拘急疼痛，缓和药性的作用。如甘草、薏苡仁、山药等。

苦味药

"能泻，能燥，能坚"是指其具有泻下、燥湿和坚阴等作用。所谓"能泻"，是指苦味药具有通泻、降泄、倾泻的作用，主要用于热结便秘、气逆咳喘、热盛心烦等疾病；所谓"能燥"，是指苦味药具有燥湿的作用，主要用于寒湿或湿热性疾病；所谓"能坚"，是指苦味药能泻火坚阴，即通过泻火而达到存阴的目的。另外，轻度的苦味还具有开胃的作用。如黄芩、黄连、黄柏等。

咸味药

"能下，能软"是指其具有润下和软坚散结的作用。所谓"能下"，是指咸味药有润下通便的作用，可以用于缓解大便干结；所谓"能软"，是指咸味药有软坚散结的作用，可用于痰核（指皮下肿起如核的结块）等疾病。如补骨脂、牡蛎、玄参等。

中药的"升降浮沉"

　　"升降浮沉"是指药物对人体的作用有不同的趋向性。升，即上升、提举，趋向于上；降，即下达、降逆，趋向于下；浮，即向外发散，趋向于外；沉，即向内收敛，趋向于内。"升降浮沉"也就是指药物对机体有向上、向下、向外、向内四种不同作用趋向，它是与疾病所表现出的趋向相对而言的。包含了药物定向作用的概念，也是说明药物作用的理论基础之一。

　　中医认为，大多数疾病是由人体机能紊乱所致，中药则可以通过纠正人体紊乱的机能，达到令患者恢复健康的目的。

　　药物的升降浮沉主要取决于药物的气味和质地的轻重。一般来说，味辛甘、性温热的药物，多主升浮；味酸苦咸、性寒凉的药，多主沉降。《本草纲目》中说："酸咸无升，辛甘无降；寒无浮，热无沉。"大凡质轻的药物，如花叶之类多主升浮；质重的药物，如种子、矿石、贝壳之类多主沉降。但也有例外，如巴豆辛热，不升反沉，故有泻下逐水的作用；旋覆花是花，不升浮，反而沉降，主降逆平喘，故有"诸花均升，旋覆花独降"之说；牛蒡子是种子类，反主升浮，能疏泄诸热。此外，药物的升降浮沉还可因加工、炮制或配伍而发生改变。酒制则升、盐炒则下行、姜汁炒则能发散、醋炒则能收敛。所以在临床应用时要灵活掌握，才能运用得当，发挥药物的作用。

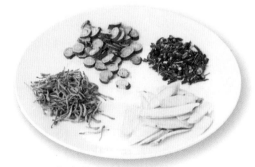

一般中药都具有升浮或沉降的性能，有些中药则具有双向性。

中药的"十八反"和"十九畏"

中药"十八反"

有的中药共用会产生毒副作用，对人体造成损害，所以不能相互配伍应用。金代医学家张从正的《儒门事亲》将这些不宜配伍的中药编成了"十八反"歌诀：

本草明言十八反，半蒌贝蔹及攻乌；

藻戟遂芫俱战草，诸参辛芍叛藜芦。

歌诀的意思是：半夏、瓜蒌、贝母、白蔹、白及等中药反乌头；海藻、大戟、甘遂、芫花等中药反甘草；人参、丹参、玄参、沙参、细辛、芍药等中药反藜芦。

中药"十九畏"

"十九畏"是指某两种中药共用会降低药效，明朝医学家刘纯的《医经小学》中列述了九组共十九味相反药，即俗称的"十九畏"。"十九畏"歌诀为：

硫黄原是火中精，朴硝一见便相争；

水银莫与砒霜见，狼毒最怕密陀僧；

巴豆性烈最为上，偏与牵牛不顺情；

丁香莫与郁金见，牙硝难合京三棱；

川乌草乌不顺犀，人参最怕五灵脂；

官桂善能调冷气，若逢石脂便相欺；

大凡修合看顺逆，炮爁炙煿莫相依。

歌诀的意思是：硫黄和朴硝，水银和砒霜，狼毒和密陀僧，巴豆和牵牛，丁香和郁金，牙硝和三棱，川乌、草乌和犀角，人参和五灵脂，官桂（即肉桂）和石脂，均不宜相互配伍应用，使用时要特别注意。

妊娠期用药禁忌：某些药物会有损害胎气以致流产的副作用，所以应作为妊娠禁忌的药物。

居家使用中药的几点必知

因人而异，辨清体质再用药

使用中药很关键的一点是要"辨体施药"。根据中医理论，人的体质因遗传、饮食、生活环境、生活习惯等有所不同，在生理、病理、心理上会有不同的表现，如阴虚、阳虚、气虚、血虚等；而中药的属性分寒、凉、温、热，应根据患者的实际情况，结合药材的性味和功用选择中药。

阴虚体质

两颧、手脚心发热，皮肤干燥，眼睛干涩，面色发红，喜欢吃凉的食物，夜寐盗汗，大便干结，经常便秘，容易失眠。常用的补阴中药有女贞子、银耳、枸杞子、百合、麦冬、石斛、龟甲、生地黄等。

阳虚体质

手脚冰凉，腹部、腰部、膝关节怕冷，不耐寒，喜欢吃热烫的食物，精神不振，睡眠较多，大便稀溏，小便清长。常用的补阳中药有鹿茸、锁阳、肉苁蓉等。

气虚体质

容易疲劳，食欲缺乏，唇色少华，气短声怯（低弱），多汗懒言等。常用的补气中药有人参、黄芪、山药、白术等。

血虚体质

头晕目眩，心慌，失眠多梦，劳累后易头痛，手足麻木，冬季皮肤干燥瘙痒，指甲淡白、易裂，易便秘，面色淡白或萎黄，唇舌淡白，女性月经减少或延迟。常用的补血中药有当归、白芍、阿胶、桂圆肉、桑葚、丹参等。

痰湿体质

面部皮肤多油脂，多汗且黏，面色暗黄，舌苔厚，痰多，身重困倦，易关节酸痛，肠胃不适，不适应潮湿的环境。常用的祛痰利湿中药有茯苓、薏苡仁、冬瓜皮、半夏、苍术、厚朴等。

湿热体质

面部和鼻尖总是油油的，易生痤疮、粉刺，常感到口干、口苦或有异味，阴囊潮湿或白带发黄等，身体某些部位易出现湿疹。常用的清热祛湿中药有黄芩、黄连、黄柏、龙胆草、车前子（草）等。

血淤体质

皮肤粗糙，容易出现瘀青，脸色、口唇暗淡，眼眶暗黑，女子多有痛经或闭经症状。常用的活血化瘀中药有丹参、赤芍、桃仁、三七、益母草、红花等。

气郁体质

常感到情绪低落，容易受惊吓，焦虑不安，胸胁胀满，叹气则舒，容易失眠、健忘。常用的疏肝理气中药有柴胡、郁金、香附、枳实、香橼、佛手、陈皮、玫瑰花等。

特禀体质

常见有遗传性疾病、胎传性疾病以及过敏体质等特殊情形，如容易对花粉过敏，容易患哮喘、荨麻疹、湿疹等。常用的益气固表抗过敏中药有黄芪、白术、乌梅、荆芥、防风等。

中药的用量如何掌握

用药量称为剂量，一般是指每一味药的成人一日量；也指方剂中药与药之间的比较分量，即相对剂量。中药剂量的大小，一般与下列因素有关。

单复方。药物单味应用时，一般用量较大；入复方应用，用量略小。同一药在复方中做主药时，一般较之做辅药时为重。

剂型。多数药物做汤剂时，因需要水煎提取，故用量一般较做丸剂、散剂时略重。

药材。质优者药力充足，用量无需过大；质次者药力不足，用量可大一些。从药材的质地来说，花叶类质轻的药，用量宜轻；金石、贝壳类质重的药，用量宜重；鲜品一般用量也较大。从药物性味上讲，药性较弱、作用温和、药味较淡的药，用量可稍重；药性较强、作用强烈、药味较浓的药，用量则宜轻。无毒药材用量变化幅度可稍大，有毒药材应将剂量严格控制在安全范围内。在使用有毒药材时，应先少量使用，根据病情变化，逐渐调整用量，避免中毒。

其他。患者的年龄、性别、体质、病程、病势等也会影响用药剂量。青壮年尤其是身体较为强壮的患者，可以在保证用药安全的前提下，酌情增加药量。少年儿童、老年人尤其是体质纤弱的患者，应在保证疗效的前提下，酌情减少药量。病情较为严重的患者，可以适当增加药量。病情较为轻微的患者，可以适当减少用量。

中药用药剂量的大小并不与疗效成正比，在权衡中药用量时，应该根据患者的实际情况，经过全面、谨慎的权衡之后，再做决定。

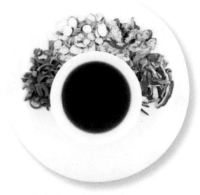

如果单次熬药的量过大，可以分成3次服用，或者浓缩后再服用。

正确煎煮中药，方能有效力

煎药用具

首选砂锅。砂锅性质稳定，不易与中药中的化学成分起反应，煎出的汤剂质量可靠，加之砂锅传热慢、受热均匀、保温性能优良且价格低廉，是煎药用具的首选。

忌用铁锅、铝锅。虽然铁锅传热性能好，但化学性质不稳定，易氧化，会与中药成分发生反应。如中药内的鞣质可与铁发生化学反应形成难溶的络合物，铁与有机酸发生化学反应产生有机盐，影响中药的效果。此外，铁锅煎煮中药还会改变汤液的颜色，如地榆、苏木等含酚羟基类化合物，与铁结合后会变成深紫色或黑绿色、紫黑色等。由铁锅煎出的中药有铁锈味，易使患者产生恶心、呕吐等不良反应。同样，用铝锅煎药，也可能会改变汤液颜色，影响药效，甚至会导致中毒。

一煎与二煎

中药含易煎出和难煎出成分，易煎出的成分有苷类、多糖类、挥发油等，这些成分在第一煎中出量较多；难煎出的苷元、树脂、树胶等，在第二煎中浸出较多。为使两煎的有效成分均匀一致，故需常将一煎、二煎药液混合均匀，分2~3次服用。

煎药时间与温度

中药的煎煮时间不宜过长，温度不宜过高，故传统的煎药经验"武火急煎，文火缓煎"是有一定道理的。一般情况下，先用高温使药液煮沸，第一煎从煮沸开始计算时间，用文火使之微沸，煎煮20~30分钟；第二煎时间在15~20分钟。用药目的不同，煎煮时间也不同。解表药、理气药时间宜短，第一煎需10~15分钟，第二煎需15~20分钟；滋补药时间宜长，第一煎需30~40分钟，第二煎需25~30分钟。（煎药加水量见后文。）

好药不能胡乱吃，服药方法要得当

服药方法是否正确，与疗效密切相关，所以中药的服用方法，一定要遵从医嘱，按照一定的服药时间、服药方法来进行，并注意服药期间的饮食禁忌。

服药时间

一般情况	服药宜在饭后半小时到 1 小时
对胃肠有刺激的药物、病在胸膈以上所用的药物	宜在饭后服
滋补药	宜空腹服
治疟药物	宜在发作前 2 小时服
病在胸腹以下，如胃、肝、肾等脏疾患所用药	宜饭前服
安神药	宜睡前服
治疗急性病的药物	不拘时间
治疗慢性病的药物	服丸、散、膏、丹者应定时服

服药方法

汤剂：一般宜温服，但解表药要偏热服，寒证用热药宜热服，热证用寒药可冷服。

丸剂：颗粒较小者，可直接用温开水送服；大蜜丸者，可以分成小粒吞服；水溶丸质硬者，可用开水溶化后服。

散剂、粉剂：可用蜂蜜等加以调和送服，或装入胶囊中吞服，避免直接吞服。

膏剂：宜用少量开水冲服，亦可直接倒入口中吞咽。

服药次数、剂量和加水量

服药次数：一般来讲，水煎方剂的剂量为每日 1 剂，分 2 次服用，早、晚各服用 1 次，每次 180 毫升左右（儿童减半），饭后半个小时服用。

在煎药时，也应注意加水量，加水量的计算方法如下：

加水量 =（每袋药容量 × 每日服几次 × 共煎几剂药）×1.2

例如，所煎药为 5 剂，每剂药 2 袋，每袋 180 毫升汤药，则加水量 =（180×2×5）×1.2=2 160 毫升。

中药是个宝，正确保存药效好

避免潮湿。有些中药具有潮解性，遇到水之后就会变黏，比如阿胶、樟脑、儿茶等。保存此类药材，就需要注意保存在凉爽干燥的地方，尽量密封收藏。

密封保存。有一些中药，很容易与空气中的一些成分发生反应，还有些中药含有挥发油，比如黄精、枸杞子等。此类药材最好与空气隔绝储存，比如装进罐子里密封保存。

避光保存。光照也是影响中药药性的一种因素，长期受到日光暴晒的中药，可能会出现变色、发软等现象。因此，储藏中药时，一定要远离阳光直射的地方。

避免温度过高或者过低。温度过高或过低的环境，可能会导致中药变质，因此，大多数中药材可以保存在20~35℃的环境中，部分对温度要求较为严格的中药材要严格按要求保存。

混合保存法。对于一些容易生虫以及霉变的中药，我们还可以选择混合保存法来防止此类现象的发生。所谓混合保存法，就是将花椒、肉桂、八角等中药与易生虫、发霉的中药放在一起保存，这样可以驱虫、防止霉变的发生。

除了上述保存方法外，某些贵重的中药材，如冬虫夏草等，应晾干后密封保存；有些含糖量高的中药材，如枸杞子等，则不宜长期大量储存；有些主要成分为淀粉的中药材，如薏苡仁等，要定期晾晒，以免生虫、发霉等。

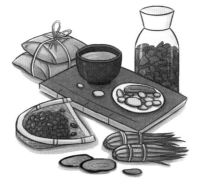

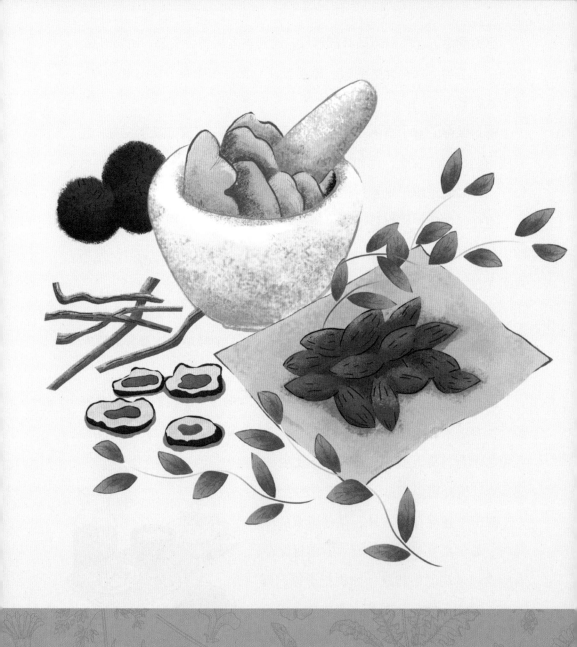

第二章
中药调补，改善脏腑气机

五脏分别为心、肝、脾、肺、肾，六腑分别是小肠、胆、胃、大肠、膀胱、三焦。某个器官出现问题，都会直接或间接影响其他器官，对人体的健康状况产生较大的影响。因此，五脏六腑调和，身体才能保持健康状态。 中药具有改善脏腑气机的功效，如桂圆肉可养心安神，决明子可养肝明目，麦冬可滋阴润肺等，了解这些中药的功效，对于我们养生保健大有益处。

养心安神药

酸枣仁

养心益肝 | 宁心安神 | 敛汗生津

　　酸枣仁，别名山枣仁、酸枣核、枣仁，是鼠李科植物酸枣的干燥成熟种子。《名医别录》中明确记载酸枣仁"主烦心不得眠"。

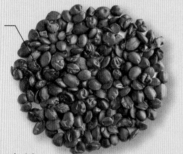

不宜久炒，以免失效。

锅内，加适量水，煮为稀粥，加入冰糖，调入药汁，煮沸片刻即可。食此粥能养心安神。

养生功效

酸枣仁有镇静安神的作用，可改善虚烦不眠、惊悸怔忡；还有敛汗生津的功效，可改善口渴、虚汗。

滋补养生方

- **代茶饮**　百合5克，酸枣仁、合欢花各1克，一起用沸水冲泡饮用。此茶可养心除烦。

- **煮粥**　酸枣仁、玉竹、桂圆肉各15克，茯苓9克，粳米100克，冰糖适量。将酸枣仁、玉竹、桂圆肉洗净，与茯苓一起放入锅中，加水煎取浓汁，去渣。粳米淘净后放入

配药治病方

- **失眠（气阴两虚型）**：酸枣仁、柏子仁各9克，麦冬、党参各12克，五味子6克。用水煎煮2次，合并药汁服用。

- **产后失眠**：酸枣仁、当归各5克，大枣10枚。用水煎煮，分早、晚服用。

⚠ 使用禁忌

- 脾虚不运、大便不实者忌用。
- 孕产妇慎用。
- 哺乳期妇女慎用。

柏子仁

补心养血 | 润肠通便 | 滋阴止汗

《本草纲目》中说："柏子仁，性平而不寒不燥，味甘而补，辛而能润，其气清香，能透心肾，益脾胃……宜乎滋养之剂用之。"

养生功效

柏子仁有养心安神的作用，可用于缓解虚烦失眠、心悸怔忡、阴虚盗汗。柏子仁还有润肠通便等作用，可用于缓解阴虚肠燥便秘，性质和缓且副作用较小。

滋补养生方

- **代茶饮**　柏子仁、杏仁、松子仁、火麻仁各9克。将以上4味中药一同捣烂，放入杯内用开水冲泡，加盖闷片刻即可，当茶饮用。此茶有滋阴润肠、通便之功效。
- **煮粥**　柏子仁20克，粳米100克，蜂蜜适量。柏子仁去除皮壳杂质，捣烂后，与粳米一起下锅煮粥。待粥将成时，加入适量蜂蜜拌匀即可。此粥适用于心悸、失眠和健忘者，能养心安神。

配药治病方

- **肠燥便秘：**柏子仁12克，火麻仁15克，水煎服，每日1剂；或研成细粉，分两次吞服。

⚠️ **使用禁忌**

- 大便溏薄者忌服。
- 痰多者忌服。
- 孕产妇、哺乳期妇女慎用。

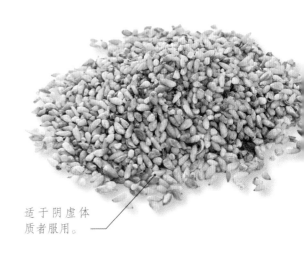

适于阴虚体质者服用。

灵芝

补气安神 | 止咳平喘 | 延缓衰老

灵芝有"仙草""瑞草"之称，中国传统医学长期以来一直将其视为滋补强壮、固本扶正的珍贵中草药。

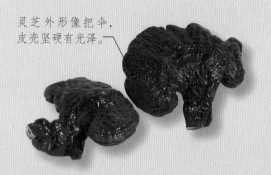

灵芝外形像把伞，皮壳坚硬有光泽。

养生功效

灵芝有补气养血、养心安神的作用，可用于缓解气血不足、心神失养所致的心神不宁、多梦、健忘等症。灵芝还有抗肿瘤、保肝解毒、降低血胆固醇、抗衰老、提高免疫力等作用。

滋补养生方

- **煮粥**　灵芝、枸杞子各30克，粳米100克，白糖适量。灵芝碾成粉末，和洗净的枸杞子、粳米加适量水小火熬粥，最后加入少量白糖即可。中老年体虚者，可用此粥补益肝肾、延年益寿。

- **煮羹**　灵芝9克，银耳6克，冰糖15克。将所有材料用小火熬2~3个小时，至银耳成稠汁，取出灵芝残渣，每日分3次服用。此羹能养心安眠。

配药治病方

- **气管炎**：灵芝、陈皮各10克，川贝5克，大枣7枚。用水煎煮，早、晚服用。

- **失眠（心脾两虚型）**：灵芝15克，西洋参3克。水煎服，频饮。

⚠ 使用禁忌

- 实证人群不宜服用。
- 过敏体质人群不宜服用。

合欢皮

安神解郁 | 活血消肿 | 和血生肌

合欢皮又称夜合皮、合昏皮，性平，味甘，归心经、肝经、肺经。《本草汇言》中记载合欢皮"甘温平补，有开达五神，消除五志之妙应也"。

养生功效

合欢皮善于解肝郁而安神，适用于愤怒忧郁、虚烦失眠等症；有活血消肿的作用，适用于肺痈疮肿、跌打伤痛。合欢皮还具有抗生育、抗过敏、抗肿瘤等作用。

滋补养生方

- **代茶饮** 合欢皮、生晒参各5克，淫羊藿15克。用水煎煮以上药材，每日代茶饮。此茶适用于脾胃虚寒失眠者。

- **煮粥** 合欢皮8克，熟玉米粒80克，红糖适量。砂锅中加入适量水置火上，放入合欢皮煎煮40分钟，捞去药渣，加玉米粒煮20分钟，加糖调味即可。

配药治病方

- **夜盲：** 合欢皮、千层塔各9克。水煎服。

- **咳有微热、烦满、胸心甲错是为肺痈（现代可用治矽肺）：** 合欢皮手掌大一片，细切，加水3 000毫升，煎煮至1 000毫升，分3次服用。（参考《备急千金要方》黄昏汤）

⚠️ **使用禁忌**

- 胃炎患者、体虚人群慎服。
- 孕妇忌服。

合欢皮与柏子仁、丹参、酸枣仁等配伍，可缓解忧郁、失眠、心神不宁等症。

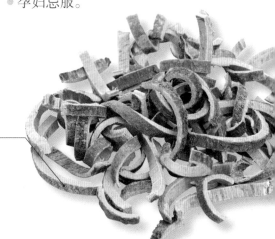

养肝疏肝药
决明子

决明子别名草决明、马蹄决明，性微寒，味甘、苦、咸，归肝经、大肠经，为豆科植物钝叶决明或决明的干燥成熟种子，因其有明目功效而命名之。《药性论》记载，决明子能"利五脏，除肝家热"。

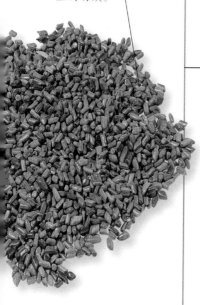

高血压患者可以适当饮用决明子茶，有辅助降压的功效。

保存
置于干燥阴凉和通风良好的地方保存。

使用禁忌
·脾胃虚寒、脾虚泄泻者忌服。
·低血压患者慎服。

养生功效

决明子有清热明目、润肠通便的作用，可用于缓解肝热或风热上攻所致目赤肿痛或大便干结、习惯性便秘；还有祛风清热、解毒除湿的功效，可用于缓解风热感冒、流感、急性结膜炎、湿热黄疸、急性或慢性肾炎等。

滋补养生方

决明子茶

决明子、山楂各10克，槐花5克，荷叶3克。所有药材用沸水冲泡15分钟，即可代茶饮，能清肝泻火。

绿豆决明子汤

绿豆120克，决明子30克。将绿豆洗净，与决明子一起放入砂锅中，加水适量，煎煮成汤饮服，每日1次。具有清热解毒、润肠通便的作用。

配药治病方

- **目赤肿痛**：决明子炒研，以茶调，敷两太阳穴，干则易之。亦可缓解头风热痛。
- **习惯性便秘**：决明子、郁李仁各18克。开水冲泡，代茶饮用。

车前子具有一定的利尿作用，无湿热者应谨慎服用。

车前子

车前子，又名车前实，性寒，味甘，归肾经、肝经、肺经、小肠经，为车前科植物车前的干燥成熟种子。

养生功效

车前子有渗湿止泻、利水通淋、清肝明目的功效，可用于缓解肝火上炎所致目赤肿痛；还能清肺化痰，可用于缓解肺热咳嗽。

滋补养生方

车前子茶

车前子10克，红茶3克。以上2味用沸水冲泡，加盖闷10分钟即可，分2次趁温当茶饮用，每日1~2剂。此茶有健脾利水、化湿止泻的作用。

绿茶车前草汤

鲜车前草100~150克，绿茶0.5~1克。上2味放入砂锅中加水500毫升，煮沸5分钟，分3次饮用。有清热解毒、消炎的功能。

配药治病方

- **水肿、小便不利：**泽泻、白术各12克，车前子9克，茯苓皮15克，西瓜皮24克。水煎服。（参考《全国中草药汇编》）

- **治小便赤涩、热淋：**车前子、瞿麦、萹蓄、滑石、山栀子仁、炙甘草、木通、大黄各50克。将以上中药研细末。每服10克，水煎，去渣，饭后及睡前服用。

保存
置于阴凉干燥处密封保存。

使用禁忌
· 孕妇忌用。
· 肾虚精滑者慎服。

柴胡

退 热 截 疟 | 疏 肝 解 郁 | 和 解 表 里

柴胡性微寒，味辛、苦，归肝经、胆经、肺经，为伞形科植物柴胡或狭叶柴胡的干燥根。

根条粗长、质坚实、无茎苗、气微香者为佳。

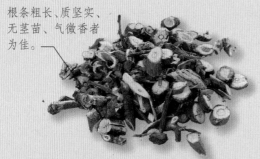

养生功效

柴胡有透表退热的作用，可用于感冒发热、寒热往来、疟疾等；还有疏肝解郁、升举阳气的功效，用于肝气不舒、阳气不升引起的胸胁胀痛、月经不调等症。

滋补养生方

- **代茶饮** 柴胡、丹参各5克，五味子、灵芝各10克，大枣5枚。所有药材水煎，代茶饮。对于慢性肝炎的防治有一定的辅助作用。

- **煮粥** 柴胡15克，大青叶15克，粳米30克，白糖适量。将柴胡和大青叶洗净入锅，加适量水煎煮，弃渣取汁，再与粳米入锅，加水熬至米烂，加白糖调匀即成。有清泻肝火的功效。

配药治病方

- **胁肋疼痛、寒热往来：** 柴胡6克，川芎、枳壳（麸炒）、芍药各4.5克，炙甘草1.5克，香附4.5克，水煎服。食前服。（参考《景岳全书》）

⚠ 使用禁忌

- 肝阳上亢、肝风内动、阴虚火旺及气机上逆者慎用。

佛手

和 胃 止 痛 ｜ 疏 肝 理 气 ｜ 燥 湿 化 痰

佛手性温，味辛、苦、酸，归肝经、脾经、胃经、肺经，为芸香科植物佛手的干燥果实。

养生功效

佛手有疏肝理气、和胃止痛的功效，可用于缓解肝郁气滞引起的胸胁胀痛，脾胃气滞引起的脘腹胀痛、呕逆少食等；还有燥湿化痰的作用，可用于缓解久咳、痰多、胸闷痛等。

滋补养生方

- **煮粥**　佛手 9 克，海藻 15 克，粳米 60 克，红糖适量。佛手、海藻用适量水煎汁去渣后，再加入粳米、红糖煮成粥即成。此粥能调节情绪、改善抑郁、疏肝清热。

配药治病方

- **冠心病（气滞血淤型）**：佛手、山楂各 10 克。水煎服，每日 2 次，早、晚各 1 次。
- **咳嗽（痰湿型）**：鲜佛手 10 克，生姜 6 克，白糖适量。用水煎煮后去渣，加白糖趁温服用，每日 2 次，早、晚各 1 次。

⚠ 使用禁忌

- 阴虚血燥、气无郁滞者慎用。
- 气虚体弱者不宜食用。

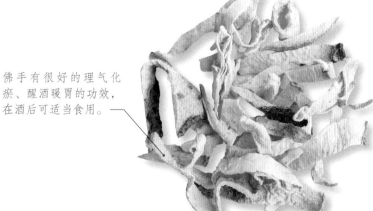

佛手有很好的理气化痰、醒酒暖胃的功效，在酒后可适当食用。

玫瑰花

玫瑰花别名徘徊花、湖花，性温，味甘、微苦，归肝经、脾经，为蔷薇科植物玫瑰的干燥花蕾。

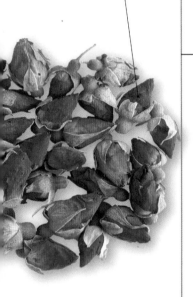

泡茶时，不宜用温度太高的水冲洗玫瑰花，用放置了一会的开水冲洗比较好。

保存
注意避光、防潮，置于阴凉干燥处。

使用禁忌
·经期女性忌用。
·便秘、阴虚火旺者谨慎服用。
·孕产妇禁用。

养生功效
玫瑰花有疏肝解郁的功效，适用于肝胃气滞引起的疼痛、食少呕恶；还有和血调经的功效，适用于月经不调、赤白带下以及跌仆伤痛。

滋补养生方
玫瑰花茶
桂圆5克，枸杞子5克，玫瑰花2朵。桂圆取肉，与枸杞子混合后用沸水冲泡10分钟，放入玫瑰花即可。此饮护肝健胃、养颜润肤。

玫瑰红豆浆
赤小豆（红豆）125克，玫瑰花8克，红糖40克。将玫瑰花的蒂把去掉，只取花瓣。将玫瑰花、赤小豆、红糖放入破壁机，加水制成豆浆即可。可美容养颜。

配药治病方
■ **肠炎下痢：** 玫瑰花9克，白头翁15克，马齿苋30克，茯苓12克。水煎服。（参考《山东中草药手册》）
■ **乳痈初起、郁症宜此：** 玫瑰花初开者，阴干，燥者30朵，去心蒂，陈酒煎，食后服。（参考《百草镜》）

健脾消食药

鸡内金

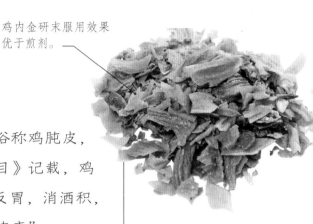

鸡内金研末服用效果优于煎剂。

鸡内金又名内金、炙内金，俗称鸡肫皮，为鸡的干燥砂囊内壁。《本草纲目》记载，鸡内金"治小儿食疟，疗大人淋漓反胃，消酒积，主喉闭、乳蛾，一切口疮，牙疳诸疮"。

养生功效

中医认为，鸡内金可开胃消食，且对于尿结石、肾结石、胆结石的防治有一定的辅助作用，还可防止脱发。鸡内金还有固精止遗的作用，可改善肾虚导致的遗精、遗尿及女子白带清稀、量多等症。

滋补养生方

鸡内金麦芽茶

鸡内金10克，麦芽30克，绿茶5克。3种材料放入锅内，用小火焙黄，略捣碎后，放入保温杯中，用沸水泡20分钟即可。此茶能消食导积，适合儿童服用，用量根据年龄酌情增减。

鸡内金橘皮砂仁粥

鸡内金6克，干橘皮3克，砂仁2克，粳米50克。鸡内金、干橘皮、砂仁研末，粳米煮粥，粥成后放入药末，供早、晚餐食用。此粥能消积和胃。

配药治病方

- **伤食呕吐：** 鸡内金10克，炒麦芽10克，水煎，频饮。
- **腹泻（湿热型）：** 鸡内金、山楂、炒麦芽各10克，莱菔子20克，甘草5克。水煎服，每日1剂，每日2次。

挑选
以个大、色黄、干燥、完整者为佳。

使用禁忌
·痰火哮喘者忌用。
·孕妇忌用。

山楂

山楂是蔷薇科植物山里红或山楂的干燥成熟果实。因其酸味，民间亦称其为"酸楂"。山楂有助消化、降血脂、降血压、调经、祛斑等作用。

处在换牙期的儿童
不宜多食山楂。

 如何挑选优质山楂

山楂干宜挑选切片薄而大、皮色红艳、肉色嫩黄者。

滋补养生方

山楂有生津开胃、行气散瘀的功效，可用于肉食积滞不消化、脘腹胀满等症。

 ▪ **代茶饮** 鲜山楂、鲜橘皮各15克，鲜白萝卜100克。将三者加水煎取汁，代茶饮用。能化痰降浊。

 ▪ **煮粥** 山楂10克，大枣10枚，粳米适量。大枣撕小块，与山楂、粳米一同放入锅中，加适量水煮至米熟即可。此粥能补血养颜。

配药治病方

消化不良：焦山楂、焦神曲各9克。水煎服，每日1剂。

高脂血症（气滞血瘀型）：生山楂、决明子各15克，荷叶8克。将3味药材洗净后用小纱布袋包好放入锅里，加适量水，先大火煮开，再改小火煮半小时即可。

养生药膳

山楂麦芽汤

山楂10克，麦芽10克。将山楂和麦芽加水放入锅中煮水，代茶饮用。

此饮可健脾消滞。

⚠ **使用禁忌**

● 消化道溃疡者忌用。

● 孕妇忌用。

● 胃酸过多者忌用。

神曲

神曲为辣蓼、青蒿、杏仁泥、赤小豆、鲜苍耳草加入面粉或麸皮后经发酵而成的曲剂。全国大部分地区均有出产。

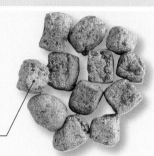

神曲可有效抑制乳汁分泌，辅助回奶。

如何挑选优质神曲

以身干、陈久、无虫蛀、杂质少者为佳。

滋补养生方

神曲有健脾和胃、消食化积的功效，可用于缓解饮食停滞、消化不良。

- **代茶饮** 生姜2片，神曲半块，白糖适量。将三者一同放入锅中，加水煮沸，每日代茶饮用2~3次，可健脾温中。

- **煮粥** 神曲10~15克，粳米适量。将神曲捣碎，煎取药汁后去渣，放入粳米，一同煮成稀粥。此粥可健脾暖胃。

配药治病方

厌食：神曲18克，丁香2克，水煎当茶饮。（编者注：厌食有心理性厌食和生理性厌食。心理性厌食应以心理疏导为主，不可单纯用中药调养。）

肥胖（脾虚湿阻型）：神曲18克，荷叶、陈皮、白术、山楂各6克。将所有材料加3碗水，用小火煮25分钟，饭后30~60分钟饮用。

消化不良、食欲不振：炒谷芽12克，麦芽12克，炒神曲9克，炒山楂9克，鸡内金9克。水煎服。

食积：山楂200克，白术200克，神曲100克。将以上3味中药研末，蒸熟制成丸，如梧桐子大。每服70丸，温汤送服。

⚠ 使用禁忌

- 脾阴虚、胃火盛者不宜服用。
- 孕妇忌用。
- 婴幼儿及青少年慎用。

麦芽

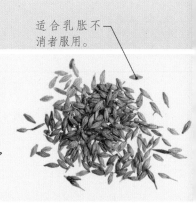

适合乳胀不消者服用。

　　麦芽又名大麦毛、麦蘖、大麦芽，系禾本科植物大麦的成熟种子经发芽干燥而成。近代医学家张锡纯在《医学衷中参西录》里介绍："大麦芽性平，味微酸，虽为脾胃之药，而实善舒肝气。"

 如何挑选优质麦芽

以色淡黄、有胚芽者为佳。

滋补养生方

麦芽有健脾开胃、行气消食、退乳消胀的功效，可用于食积不消化、脘腹胀满、乳房胀痛等症。

 ■ **泡茶**　麦芽 30 克，茶叶 2 克。用小火将麦芽炒焦，再炒焦茶叶，用沸水浸泡，闷 10 分钟。放温后饮用，每日 1 次，可用于缓解小儿腹泻。

 ■ **煮粥**　佛手、麦芽各 30 克，山药、白扁豆各 50 克，白糖适量。所有材料（除白糖）一同煮粥，熟时加入适量白糖调味即可。此粥适用于食欲缺乏者及胃胀者。

配药治病方

乳腺增生：麦芽 50 克，山楂、五味子各 15 克，水煎服。每日 1 剂，10 日为 1 个疗程。

断乳：炒麦芽 60~90 克，水煎服，每日 1 剂，连服 7 日。

养生药膳

麦芽鸡汤

炒麦芽 60 克，鸡肉块 300 克，油、盐、葱、姜各适量。油锅烧热，加入鸡块煸炒，放入所有食材加水炖一个小时，此汤不但有回乳作用，还是补虚佳品，适合需要回乳的女性食用。

此汤具有温中益气、补虚益智的作用。

使用禁忌

● 痰火哮喘者忌用。

● 孕妇忌用。

● 哺乳期妇女忌用。

芦荟

《开宝本草》记载，芦荟"主热风烦闷，胸膈间热气，明目镇心，小儿癫痫惊风，疗五疳，杀三虫及痔病疮瘘，解巴豆毒"。

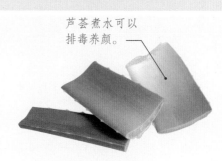
芦荟煮水可以排毒养颜。

 如何挑选优质芦荟

以叶肉厚实、刺坚挺者为佳。

滋补养生方

芦荟有清热、通便、杀虫的功效，可用于热结便秘、妇女经闭、小儿惊痫、疳热虫积等。外用可缓解疔痈肿毒、烧烫伤、湿癣等引起的不适。值得注意的是，芦荟种类很多，但只有少数几种可以食用，一旦误食不可食用的芦荟会中毒。

 • **外用** 将鲜芦荟叶捣烂绞出汁。用芦荟汁兑水擦皮肤患处，可消痘除斑。

• **榨汁** 鲜芦荟叶1片，苹果、梨各1个，用榨汁机榨汁，加白糖25克调和，即可饮用，每日2次。此汁可缓解心烦、便秘。

 配药治病方

防治便秘：取鲜芦荟叶15克水煎，每日服2~3次，可排出体内毒素，调节内分泌。

养生药膳

芦荟莲子羹

鲜芦荟、莲子、木瓜、冰糖各适量。芦荟洗干净，去掉外皮，取出透明果肉切成适当大小。另起汤锅，水滚后放入莲子，煮至莲子熟软，放木瓜。最后放芦荟、冰糖，续煮5分钟即可。

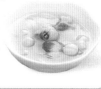

此汤具有滋阴健脾、养心安神的功效。

⚠ 使用禁忌

● 脾胃虚寒者忌用。

● 孕妇及下部有出血倾向者忌用。

● 不可过量食用，否则会引发腹泻、呕吐、头晕、恶心等不适。

温胃散寒药
干姜

温中散寒 | 回阳通脉 | 温肺化饮

干姜为姜科植物姜的干燥根茎。南北朝时期，名医陶弘景在《名医别录》中提到如何制作干姜："凡作干姜法：水淹三日，去皮置流水中六日，更刮去皮，然后晒干，置瓷缸中酿三日，乃成。"

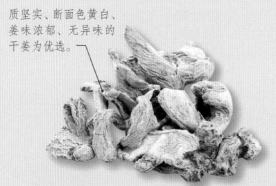

质坚实、断面色黄白、姜味浓郁、无异味的干姜为优选。

养生功效

干姜有健脾止泻的功效，适用于脾阳虚所致的腹痛腹泻，脾胃虚寒所致的泄泻、慢性肠炎和慢性胃炎；还能化痰止咳，适用于形寒身冷、痰多清稀的寒饮咳喘者。

滋补养生方

▪ **代茶饮**　干姜、绿茶各6克。干姜、绿茶放入杯中，用沸水冲泡，当茶饮用。此茶有解毒、利湿、和胃的作用，适用于寒冷腹痛、呕吐泄泻。

▪ **煮粥**　干姜5克，粳米80克，白糖适量。干姜洗净，水煎取汁，加粳米煮粥，待沸时调入白糖，煮至粥熟即成。每日1剂，连食3~5日。此粥适用于脾肺虚寒、心腹冷痛、反酸吐清水、四肢不温、纳差乏力等。

配药治病方

▪ **前列腺炎**：干姜、艾叶各10克，薏苡仁30克。水煎服，每日1剂，分2次服用。

▪ **出冷汗**：干姜2片，小麦100克。加水煮，去渣取汁，频饮。

⚠ 使用禁忌

● 阴虚火旺、有出血症状者忌用。

● 口舌生疮、大便秘结等中焦湿热症状患者忌服。

● 孕妇忌用。

高良姜

温 胃 散 寒 ｜ 消 食 止 痛 ｜ 祛 风 行 气

高良姜又名高凉姜、良姜。因古代高凉郡（位于今广东省湛江、茂名一代）盛产此物而得名，后在民间因谐音被称为"高良姜"。

养生功效

高良姜有散寒止痛、温胃、祛风行气的功效，可以用于缓解脘腹冷痛、胃寒呕吐、食积、嗳气吞酸等。

滋补养生方

- **煮粥**　高良姜15克，水煎取汁。粳米50克与药汁煮粥。空腹服食，对吐泻交作、腹中疼痛等有较好的疗效。

配药治病方

- **心脾疼痛，一切冷物所伤**：高良姜、干姜各等分。将以上2味中药研成细末，面糊为丸，如梧桐子大。每服15丸，饭后以陈皮汤送服。

- **疝气**：高良姜、荔枝核各20克，香附子10克。将以上3味中药研成细末。每服6克，每日1次。

⚠ 使用禁忌

- 阴虚火旺、有出血症状者忌用。
- 口舌生疮、大便秘结等中焦湿热症状患者忌服。
- 孕妇忌用。

高良姜气香，味辛辣；质坚韧，不易折断。

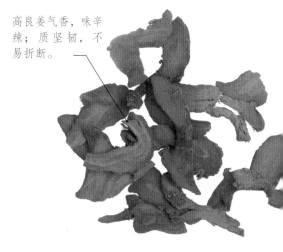

丁香

丁香性温，味辛，归脾经、胃经、肺经、肾经，有温中降逆、散寒止痛、止呃逆、止呕吐的功效。在古代，丁香常作为香口之药。

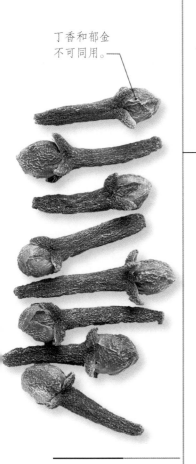

丁香和郁金不可同用。

保存
阴凉处密封保存。

使用禁忌
·热病患者、阴虚体热患者忌用。

养生功效

丁香有温肾助阳的作用，可用于肾虚引起的阳痿。丁香还有抗菌、祛虫、健胃、止痛等作用。丁香煎液或用酒精浸泡后外用，对于真菌导致的手足癣引起的不适有一定的缓解作用。

滋补养生方

丁香炖鸡汤

丁香、肉桂各10克，母鸡1只，老姜、葱白、白胡椒、盐各适量。老姜拍破，葱白切段，和母鸡、丁香、白胡椒、肉桂一起放入锅中，加适量水，用小火煨煮，煮至鸡肉将熟时，加盐调味即可。吃鸡肉喝汤，能补益脾胃。

丁香粥

生姜3片，粳米80克，丁香5克，红糖适量。丁香洗净，煎汁去渣，粳米洗净，倒入丁香汁中煮沸，加红糖、姜片，煮至粥稠即可。此粥有理气开窍、温肾助阳的功效。

配药治病方

- **肠胃疼痛：** 白屈菜10克、丁香5克、乌贼骨10克、浙贝母10克、胆南星5克、冬瓜仁15克。水煎服。
- **心腹冷痛：** 山柰、丁香、当归、甘草等分，为末，醋糊丸，梧子大。每服30丸，酒下。（参考《濒湖集简方》）

胡椒

胡椒性热，味辛，归胃经、大肠经。古代中医大家朱震亨认为："胡椒性燥，食之快膈，喜食者众，大伤脾胃肺气，久则气大伤，凡病气疾人，益大其祸也。"

胡椒外用时研末调敷或置膏药内贴敷。

养生功效

胡椒有温中散寒的功效，可用于胃寒、食积所致的胃腹冷痛、肠鸣腹泻，风寒感冒以及食欲缺乏、消化不良；还有温肺化痰的作用，可用于肺寒痰多、咳嗽。

滋补养生方

胡椒猪肚汤

胡椒、干姜、砂仁各6克，肉桂、陈皮各3克，猪肚1个，调料适量。猪肚洗净，诸药用纱布包好，加水同煮至猪肚烂熟，去渣取汁饮服；猪肚取出切片，调味服食。此汤可健脾益气、温中和胃，适用于胃脘隐痛、喜食热饮、纳差食少、面色无华等。

玫瑰砂椒茶

玫瑰花6克，砂仁6颗(研碎)，胡椒6粒(研碎)，三药放入壶中，用开水冲泡作茶饮服。此茶有行气、健胃、止痛之功，适合慢性胃炎、胃神经官能症伴有胃痛者。

▷配药治病方

- **反胃呕哕吐食，数日不定**：胡椒1.5克(末)，生姜50克(微煨切)。取以上二药，以水二大盏，煎取一盏，去滓，分三次温服。

保存
置于干燥通风处密封保存。

使用禁忌
· 风热感冒、湿热实火及阴虚有火者忌用。
· 孕妇慎服。

花椒

花椒性温，味辛，归脾经、胃经、肾经。《本草纲目》中记载，花椒"坚齿、乌发、明目，久服好颜色，耐老、增年、健神"。

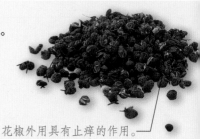

花椒外用具有止痒的作用。

如何挑选优质花椒

以粒大、外表凸点多、色泽红润自然、无杂质、香气浓烈、干燥者为佳。

滋补养生方

花椒有温中散寒、暖胃止痛的功效。还能杀虫、止痒、解腥。

 代茶饮　花椒、红糖各30克。将花椒先放在水中泡1小时，花椒水倒入锅中，用大火煮10分钟，出锅时加入红糖即可，每日饮用1次。此饮品有散寒下气的功效，也可用于回乳。

 煮粥　花椒、葱、生姜、盐各适量，粳米100克。花椒研末。粳米淘洗干净，放入锅中，加水熬煮成粥。将葱、生姜、盐加入粥中，拌匀后稍煮一会儿，趁热撒入花椒末即可。本粥能温中散寒。

配药治病方

胃炎（脾虚湿阻型）：花椒6克，乌梅9克。用水煎煮，取汁服用，每日2~3次。

胃痛（脾胃虚寒型）：花椒10粒，黄豆50克。水煎取汁，频饮。

日常妙用

花椒泡脚

用一个棉布包50克花椒，用绳系紧，加水煮开后，等水温适合时泡脚20~30分钟即可。花椒泡脚具有杀菌、止痒等作用，还可以促进血液循环，并且具有排寒祛湿的功效。

以双脚皮肤发红、面部有微汗为宜。

⚠ 使用禁忌

● 阴虚火旺者忌用。

● 孕妇忌用。

小茴香

小茴香性温，味辛，有散寒止痛、理气和胃的功效，可用于寒伤脾胃引起的胃脘寒痛；还有补肾、强腰膝的作用，可用于肾阳不足引起的遗尿、腰膝酸软等症。

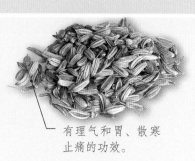

有理气和胃、散寒止痛的功效。

 如何挑选优质小茴香

以颗粒大而饱满、色泽黄绿、气味浓者为佳。

滋补养生方

 炖汤　羊肾1个，小茴香、鹿茸、菟丝子各适量。小茴香、鹿茸、菟丝子和处理好的羊肾一同炖，可作为糖尿病、肾病患者的辅助食疗，尤其对腰部冷痛明显者有一定的缓解作用，有补肾、强腰膝之功效。

 煮粥　小茴香、盐各适量，粳米50克。小茴香放入砂锅内，加适量水煮开，取汁。粳米淘洗干净，与小茴香汤汁、盐一同放入锅中煮粥，煮至粳米熟烂即可。此粥能开胃消食。

配药治病方

疝气：小茴香、荔枝核、橘核、延胡索各9克。所有材料放入砂锅，加适量水煎煮即可。每日饮用，连服数日。

胃痛、腹痛：小茴香、高良姜、乌药根各6克，炒香附9克。水煎服。

脾胃虚寒、气滞腹胀、胃口不好：小茴香、陈皮、党参、乌药各9克，生姜6克。水煎服，日服1剂。

腰痛：小茴香、巴戟天、杜仲各10克，桑寄生15克。水煎服。

⚠ 使用禁忌

● 热证及阴虚火旺者忌用。

● 肺胃有热的人不宜服小茴香。

● 孕妇忌用。

肉桂

镇静镇痛 | 补火壮阳 | 活血通经

肉桂为樟科植物肉桂的干燥树皮。其性大热，味辛、甘，归脾经、肾经、心经、肝经。

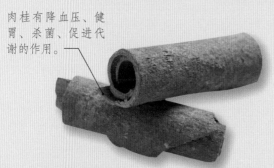

肉桂有降血压、健胃、杀菌、促进代谢的作用。

养生功效

肉桂有补火助阳的作用，可用于阳痿、宫冷、腰膝冷痛、虚寒吐泻等症；还有散寒止痛、温经通脉的功效，可用于肾虚所致的腰膝酸软、遗尿、小便频数，以及肾阳虚所致的脘腹冷痛、不孕症等。

滋补养生方

- **煮汤**　甲鱼 1 只，肉桂 5 克，盐适量。甲鱼去壳，洗净，切块。将甲鱼块与肉桂一起放入大碗中，隔水蒸熟，加盐调味即可。此汤有阴阳双补的作用。

- **泡茶**　肉桂 5 克，生姜、红糖各适量。将所有的材料放入保温杯中，用开水冲泡，闷 10~20 分钟。常饮此茶能够改善手足冰冷或宫寒痛经。

配药治病方

- **低血压**：肉桂 10 克，党参 15 克，黄精 12 克，大枣 10 枚，甘草 6 克。水煎服用，每日 1 剂，一般连服 15 日见效。

- **黎明腹泻（肾虚型）**：肉桂、五味子、吴茱萸各 5 克，补骨脂、肉豆蔻各 10 克。水煎代茶饮。

⚠ 使用禁忌

- 阴虚火旺的人忌服肉桂。
- 孕妇忌用。

润肺滋阴药
石斛

益胃生津 | 补益脾胃 | 疏清虚热

石斛性微寒，味甘，归胃经、肾经。《本草纲目》中记载其可"补五脏虚劳羸瘦，强阴益精……定志除惊，轻身延年"。

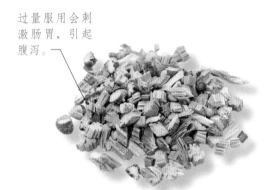

过量服用会刺激肠胃，引起腹泻。

养生功效

石斛有益胃生津的作用，可用于胃阴虚有热所致胃脘嘈杂、隐痛或灼痛，以及牙龈肿痛、口舌生疮等；还有滋阴的功效，可用于肾阴亏虚之目暗不明、筋骨痿软无力、腰痛等。

滋补养生方

- **代茶饮**　石斛6克，生姜1片，水煎代茶饮。此饮可清肺补脾。

- **煲汤**　羊瘦肉若干，石斛适量，入锅加水，煲3小时至熟，加盐调味即可。此汤可清热生津、养胃和阴、滋润美容，提高机体免疫力。

配药治病方

- **胃酸缺少**：麦冬、石斛、牡荆各6克，糯稻根9克。水煎服。

⚠️ **使用禁忌**

- 凡虚而无火、中气不足者当忌用。
- 脾胃虚寒、喘促胀满者忌用。

百合

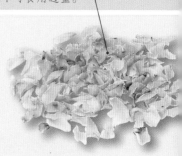

百合为民间常见药食两用的中药材，但不可食用过量。

百合，别名百合蒜，味甘，性寒，归肺经、心经。《本草纲目》中称百合"可润肺止咳、宁心安神、补中益气"。《本草述》中说："百合之功，在益气而兼之利气，在养正而更能去邪。"

如何挑选优质百合

以鳞叶均匀、肉厚、质硬、筋少、色白、味微苦者为佳。

滋补养生方

百合有养阴清热、滋补润肺、清心安神的功效，可用于肺阴虚所致的干咳，也可用于阴虚有热所致的神经衰弱、百合病（癔症）及热病后体虚。

 ▪ **代茶饮**　干百合、菊花各 6 克，绿茶、薄荷各 1 克，金银花 5 克。所有材料混合后用沸水冲泡 5 分钟，代茶饮。此茶能清肝明目。

 ▪ **煮粥**　鲜百合、枸杞子、桂圆肉各 10 克，大枣 5 枚，粳米 100 克。药材洗净后与粳米同煮成粥，早、晚食用。此粥能滋补肝肾。

配药治病方

便秘（血虚型）：鲜百合、桑叶、桑葚、决明子、天冬各 10 克，番泻叶 1 克。水煎服。

润肺生津：鲜百合、桑葚各 30 克，大枣 5 枚，橄榄 9 克。水煎取汁服用。

养生药膳

红薯百合粥

粳米 50 克，红薯丁、鲜百合、青豆各适量。粳米、青豆洗净。锅中加水，放入粳米、青豆、红薯丁煮粥，待粥快熟时，加入百合即可。此粥可养胃安神。

鲜百合煮制时间不宜过长。

使用禁忌

● 风寒痰咳及中寒便溏者忌用。

● 脾胃虚弱的患者慎用。

银耳

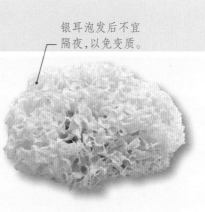

银耳泡发后不宜隔夜，以免变质。

　　银耳性平，味甘、淡，归肺经、胃经、肾经。《随息居饮食谱》中记载，银耳"甘平，补气，耐饥，色白者胜"。能滋补生津、润肺养胃。主治虚劳咳嗽、痰中带血、津少口渴、病后体虚、气短乏力等。

 如何挑选优质银耳

耳花大而松散，耳肉肥厚，色泽呈白色略带微黄，蒂无黑斑或杂质，朵形较圆整，清香无异味者为佳。

滋补养生方

 ■ 煮羹　银耳 10 克，桂圆肉 10 克，大枣 5 枚，冰糖适量。用温水将银耳泡发，切碎，桂圆肉及大枣洗净切碎，加适量水和冰糖，同放碗中蒸约 1 小时后食用。此羹可滋阴养血、益气安神。

 ■ 煮粥　银耳 10 克，粳米 50 克，将银耳泡发洗净，切碎与粳米同煮为粥食用。此粥可滋阴润肺、养胃强身。

 配药治病方

润肺止咳：银耳 10 克，甜杏仁 10 克，川贝母 5 克。将诸药水煎 2 次，合并药汁，服前加冰糖少许，早、晚服用。

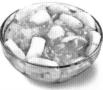 **养生药膳**

香蕉百合银耳羹

香蕉 1 根，百合、泡发银耳各适量。香蕉去皮，切段。银耳放入碗中，加水，入蒸笼蒸半小时，将百合、香蕉块放入碗中，蒸熟即可。

脾胃虚寒者不宜多食。

⚠ **使用禁忌**

● 风寒咳嗽或湿热生痰者忌用。

枸杞子

滋补肝肾｜益精明目｜润肺止咳

　　枸杞子性平，味甘，归肝、肾经，是家喻户晓的药食两宜的中药材，《本草纲目》称其可"滋肾，润肺，明目"。选购时以颜色红润、颗粒饱满、肉厚者为佳。

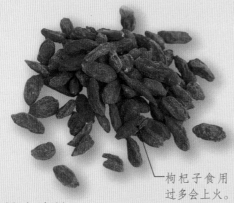

枸杞子食用过多会上火。

养生功效

枸杞子有滋补肝肾的作用，可用于肝肾精亏所致的视力减退、头晕目眩、腰膝酸软、遗精滑泄等；还有益精明目的功效，可用于肝肾阴血亏虚引起的视力模糊、视力减退、白内障等症。

滋补养生方

- **代茶饮**　枸杞子 10 克，白菊花 3 克。两者用开水冲泡，当茶饮，能清肝明目。

- **煮汤**　枸杞子 5~6 克，羊肝 150 克，姜片、盐各适量。羊肝处理好后切片，放入枸杞子、姜片，加水炖煮 1 小时，加盐调味即可。吃肝喝汤，能养肝益肾。

配药治病方

- **肺炎**：枸杞子 15 克，百合、麦冬各 10 克，川贝母、知母各 5 克。用水煎煮 2 次，每次 40 分钟以上，合并药汁，分早、晚服用。

- **肾虚精冷自遗**：葫芦巴 120 克，枸杞子 90 克，配六味地黄丸。每日早服 15 克，淡盐汤下。

⚠ 使用禁忌

- 外邪实热、脾虚有湿及泄泻者忌服。

- 肝火旺盛者慎服。

胖大海

清 热 润 肺 ｜ 利 咽 开 音 ｜ 润 肠 通 便

胖大海生长于热带地区，是梧桐科植物胖大海的干燥成熟种子，别名安南子、大洞果、大海子，性寒，味甘，归肺经、大肠经。善于开宣肺气，并能通泄皮毛，风邪外闭，不问为寒为热，并皆主之。

养生功效

胖大海有清热润肺、利咽解毒、润肠通便的功效，可用于肺热声哑、干咳无痰、咽喉干痛、大肠热积便秘、头痛目赤等症。

滋补养生方

■ **代茶饮**　胖大海2枚，麦冬5克，桔梗、乌梅各3克，大枣5枚，冰糖适量。以上药材用沸水冲泡，闷1小时饮用，可加冰糖调味。此饮有滋阴润燥的作用。

■ **炖煮**　胖大海2枚，猪肝1块，生姜、蒜、植物油、盐各适量。胖大海泡发洗净，生姜切末，蒜剁成蓉。猪肝切片，入沸水中氽熟，捞出。

起油锅，下姜末、蒜蓉，放入猪肝片、胖大海，加水煮10分钟，加盐调味即可。常食可润肺养颜。

配药治病方

■ **扁桃体炎**：胖大海3枚，甘草3克。沸水冲泡，饮用3~5日。

⚠ **使用禁忌**

● 脾胃虚寒者不宜服用。

● 风寒感冒引起的咳嗽、咽喉肿痛者及肺阴虚咳嗽者不宜服用。

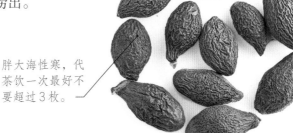

胖大海性寒，代茶饮一次最好不要超过3枚。

桔梗

宣肺化痰 | 止咳平喘 | 利咽开音

桔梗，为桔梗科类植物桔梗的干燥根。李时珍在《本草纲目》中对其名字的由来做出了如下解释："此草之根结实而梗直，故名桔梗。"金代医家张元素曰："桔梗清肺气，利咽喉，其色白，故为肺部引经。"

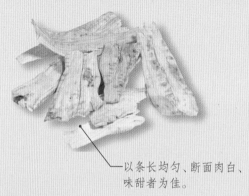

以条长均匀、断面肉白、味甜者为佳。

养生功效

桔梗有宣肺、利咽、祛痰的功效，可用于咳嗽痰多、咽喉肿痛、肺痈吐脓、胸满胁痛；还有通二便的作用，可用于痢疾腹痛、小便癃闭。

滋补养生方

■ **煮汤** 蒲公英 30 克，桔梗 10 克，白糖适量。蒲公英洗净，切碎。锅中加适量水，将蒲公英和桔梗一起放入锅中，大火煮开后转小火煮 20 分钟，去渣取汁，酌量加入白糖即可。此汤能解表利咽、润肺止咳。

■ **煮粥** 桔梗、贝母各 10 克，粳米 100 克，冰糖适量。桔梗、贝母洗净，拣去杂质。粳米淘洗干净，冰糖打碎成屑。将粳米、桔梗、贝母同放入锅内，加适量水，大火煮沸后再用小火煮 35 分钟，加入冰糖拌匀即可。此粥能润肺止咳。

配药治病方

■ **咳嗽（风寒型）**：桔梗、生姜、杏仁各 15 克。加水煮 20 分钟后，放入葱段稍煮片刻，加糖饮用，每日 2 次。

⚠️ **使用禁忌**

● 阴虚久咳、气逆及咯血者忌用。
● 胃及十二指肠溃疡者慎用。
● 用量过大易出现恶心呕吐情况。

麦冬

养阴生津｜润肠通便｜润肺止咳

麦冬，别名沿阶草，为百合科植物麦冬的干燥块根，性微寒，味甘、微苦，归肺经、胃经、心经。《名医别录》称麦冬可"疗虚劳客热，口干燥渴"。

养生功效

麦冬有清心除烦的功效，可用于胃阴虚所致的舌干口渴、胃痛、食欲缺乏等；还有养阴生津、润肺止咳、润肠通便的作用，可用于阴虚肺燥所致的鼻咽干燥、干咳痰少、肠燥便秘等。现代医学研究表明，麦冬有提高免疫功能、抑菌、降血糖、抗心律失常和扩张外周血管的作用。

滋补养生方

- **代茶饮**　麦冬、知母各10克，熟地黄、生石膏各20克，牛膝30克。所有药材水煎当茶饮，常用于胃热阴虚证的调理。

- **煮粥**　麦冬、党参、五味子各10克，粳米50克，冰糖适量。诸药材水煎，去渣取汁，与粳米加水适量煮粥，待粥熟时调入冰糖，再煮沸即可。此粥能补气养阴。

配药治病方

- **萎缩性鼻炎：**麦冬12克，百合10克，梨1个，胖大海3枚。将前2味药和梨煎水取汁，冲泡胖大海，时时饮服。

- **糖尿病（阴虚热盛型）：**麦冬、知母、党参各10克，生石膏30克（先煎），玄参12克，生地黄18克。水煎服用。

⚠ 使用禁忌

- 风寒感冒、痰湿咳嗽者忌用。
- 脾胃虚寒泄泻者忌用。

置于阴凉干燥处保存。

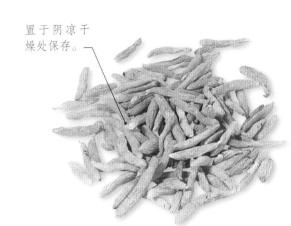

紫苏子

紫苏子性温，味辛，入肺经。《日华子本草》记载，紫苏子"主调中，益五脏，下气，止霍乱、呕吐、反胃，补虚劳，肥健人，利大小便，破癥结，消五膈，止咳，润心肺，消痰气"。

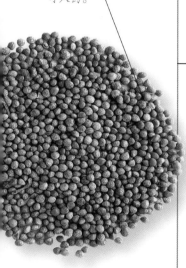

除紫苏子外，紫苏叶和紫苏梗皆可入药。

保存
置于干燥处密封保存。

使用禁忌
· 气虚久嗽者忌用。
· 阴虚喘逆、脾虚便滑者皆不可用。

养生功效

紫苏子有降气消痰、止咳平喘、润肠通便的功效，可用于咳逆、痰喘、气滞、便秘等症。古书记载，紫苏子还能解鱼蟹毒。

滋补养生方

紫苏子粥

紫苏子10克，粳米50克，冰糖适量。将紫苏子洗干净，捣烂如泥，和洗净的粳米同煮成粥，调入冰糖即可。此粥有利大便、止咳嗽的功效。

苏子麻仁粥

紫苏子、火麻仁、苦杏仁各10克，粳米50克，冰糖适量。将前3味药煎水取汁。粳米洗净，加入药汁，熬煮成粥，调入冰糖即可。此粥适合肠燥便秘者或习惯性便秘者食用。

配药治病方

■ 小儿久咳、喉内痰声如拉锯；老人咳嗽吼喘：

紫苏子5克，巴旦杏仁50克（去皮、尖），老人加白蜜10克。共为末，大人每服15克，小儿每服5克，白开水送下。（参考《滇南本草》）

罗汉果

罗汉果性凉，味甘，归肺经、大肠经。是我国特有的珍贵的葫芦科植物的干燥果实，素有"良药佳果"之称。《中国药典》记载罗汉果有"清热润肺、利咽开音、滑肠通便"的功效。

罗汉果应放置于干燥凉爽的地方，并注意防霉、防虫蛀，且不能与有气味的中药材一起储存。

养生功效
罗汉果有清肺利咽、化痰止咳的功效，可用于肺热阴虚导致的痰咳不爽、咽干口燥、喉痛失音、急性或慢性支气管炎、肺结核等；还有润肠通便的作用，可缓解肠燥便秘。

滋补养生方
冰糖罗汉果饮

梨3个，罗汉果1个，冰糖适量。梨去皮切块，全部放入砂锅，再掰开罗汉果放入，放入冰糖，再注入适量清水煮半个小时。此饮润喉效果非常好。

配药治病方
- **喉痛失音：**罗汉果1个，切片，水煎，待冷后，频频饮服。（参考《食物中药与便方》）
- **肺燥咳嗽痰多、咽干口燥：**罗汉果半个，陈皮6克，瘦猪肉100克。先将陈皮浸软，刮去白，然后与罗汉果、瘦肉共煮汤，熟后去罗汉果、陈皮，饮汤食肉。（参考《新中医》）

挑选
以个大、形圆、黄褐色、无破裂、摇不响、味甜而不焦者为佳。

使用禁忌
·脾胃虚寒者忌用。
·大便溏薄者不宜服用。

苦杏仁

苦杏仁性微温，味苦，有小毒，归肺经、大肠经。《本草纲目》记载，苦杏仁可"杀虫，治诸疮疥，消肿，去头面诸风气皶疱"。

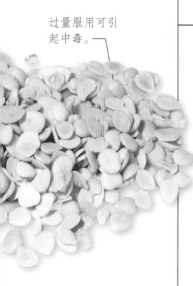

过量服用可引起中毒。

保存
置于干燥、凉爽的环境下密封保存，最佳食用期为 3 个月。

使用禁忌
·本品有小毒，用量不宜过大。
·婴幼儿禁用。

养生功效

苦杏仁有止咳平喘的功效，可用于咳嗽气喘、胸满痰多；还有润肠通便的作用，可用于血虚津枯、肠燥便秘等症。现代医学研究表明，苦杏仁能镇咳、平喘、镇痛、抗肿瘤、降血糖等。

滋补养生方

姜杏汤

苦杏仁 10 克，姜 6 克，甘草 5 克，盐 4 克。将苦杏仁用温水浸泡，去皮、尖，捣烂。甘草炒黄，研成细末。将生姜去皮洗净，切碎，与盐一起捣烂。将以上原料混合均匀，装瓶备用，饮用时，开水冲服即可。此汤具有祛寒镇咳的功效，适用于因风寒袭肺所致喘急胸闷、咳嗽痰多清稀、恶寒发热患者饮用。

配药治病方

■ **风热感冒**：苦杏仁、连翘各 10 克，竹叶 12 克，薄荷 3 克(后下)。水煎，去渣，取汁，温服。每日 1 剂。
■ **肺结核**：苦杏仁120 克，百部 100 克，白及 60 克。将以上 3 味中药研成细末。每服 3 克，每日 3 次，温水冲服。

适合痰热体质者服用。

川贝母

川贝母，别名贝母、苦花、空草，性微寒，味苦、甘，归肺经、心经。《本草别说》记载其"能散心胸郁结之气"。按性状不同分别习称"松贝""青贝""炉贝"和"栽培品"。

养生功效

川贝母有清热化痰、润肺止咳的功效，可用于肺有燥热之咳嗽痰少而黏之症，以及阴虚燥咳劳嗽等虚证；还有散结消肿的作用，可缓解痰热互结所致的胸闷心烦之症，以及瘰疬痰核等病。

滋补养生方

川贝母蒸梨

川贝母 5 克，梨 1 个，冰糖适量。梨洗净切块，与川贝母、冰糖一同放入碗中，隔水蒸熟即可。此品可润肺止咳。

川贝母豆腐汤

川贝母 10 克，打碎或研粗末。豆腐 100 克，冲洗干净。将川贝母粉与冰糖一起放在豆腐上，放入炖盅内，用小火隔水炖煮 1 小时，加盐调味即可。此汤能清热润肺。

配药治病方

- **百日咳**：白花蛇 5 克，贝母 10 克，生甘草 10 克。上三味粉碎过筛，混合均匀。每服 1.5~3 克，温开水冲服，每日 3 次。（参考《本草切要》）

- **冷泪目昏**：贝母 1 枚，胡椒 7 粒，为末点之。（参考《儒门事亲》）

挑选
以粒小均匀、质坚实、色洁白、粉性足者为佳。

使用禁忌
·脾胃虚寒、寒痰、湿痰者不宜服用。
·反乌头。

补肾益阳药
冬虫夏草

补气益肺 ｜ 止血化痰 ｜ 补肾填精

冬虫夏草性平，味甘，归肺经、肾经。《重庆堂随笔》中记载，冬虫夏草"具温和平补之性，为虚疟、虚痞、虚胀、虚痛之圣药"。

以环纹完整清晰、截面黄白色者为佳。

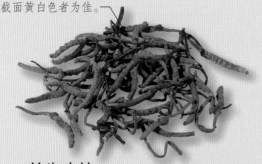

养生功效

冬虫夏草有补虚、益肾、缓解乏力的作用，可用于肾阳不足所致的腰膝痛、畏寒肢冷、阳痿、遗精、滑精。

滋补养生方

- **泡酒** 冬虫夏草 25 克，白酒 500 毫升。冬虫夏草浸入白酒中，浸泡 1 周即可饮用。每日 3 次，空腹饮，每次 10~20 毫升。此药酒适用于肾阳不足所致的阳痿、遗精。

- **炖煮** 冬虫夏草 2 克，老公鸭 1 只，黄酒适量。老公鸭去除内脏，洗净，放入冬虫夏草，加适量黄酒，煮烂食用。此品可增强体质，用于久病体弱或肿瘤病人放化疗后之调理。

配药治病方

- **筋骨疼痛：** 冬虫夏草 1 克，杜仲 12 克，五加皮 10 克，鸡血藤 9 克。水煎代茶饮，每日 1 剂，10 日为 1 个疗程。

- **类风湿性关节炎：** 冬虫夏草 1 克，白芍 30 克，五加皮、甘草各 10 克。水煎代茶饮，此品有祛风除湿、养血止痛的功效。

⚠ 使用禁忌

- 风寒或风热感冒、发热者忌服。
- 哺乳期妇女及孕妇忌服。

鹿茸

补 益 气 血｜强 心 复 脉｜强 筋 壮 骨

鹿茸为鹿科动物梅花鹿或马鹿的雄鹿尚未骨化而带茸毛的幼角，是"东北三宝"之一。李时珍在《本草纲目》中称鹿茸"善于补肾壮阳、生精益血、补髓健骨。"

养生功效

鹿茸有补肾壮阳、益精髓、强筋骨的功效，可用于肾阳虚衰和精血不足导致的阳痿、遗精以及女子宫冷不孕，冲任不固、冲任失调导致的崩漏、血色淡红或带下过多，及疮疡久溃不敛等症。

滋补养生方

- **泡酒** 鹿茸片 40 克，白酒 1 000 毫升。鹿茸片泡入白酒中，2 周后即可饮用。每日饮用 25~50 毫升。此药酒有温肾壮阳的作用。

- **煮粥** 粳米 50 克，鹿茸片或粉适量。粳米熬粥，每次加鹿茸 0.5 克食用。此粥对改善老人脾肾阳虚有帮助。

配药治病方

- **冠心病（心阳不足）**：鹿茸粉 0.5~1 克，用开水冲服，每日 1 次，30 日为 1 个疗程。可改善胸闷、心悸、心律不齐等症，并能改善睡眠。

⚠ **使用禁忌**

- 高血压阴虚阳亢、肾虚有火者及吐血下血者不宜服用。
- 风寒或风热感冒、发热者均不得服用。
- 痰湿或湿热体质者不宜使用。

鹿茸可以和鱼肉、鸡肉、牛肉、羊肉等一起炖煮。

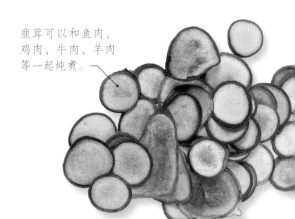

杜仲

补肾阳 | 强筋骨 | 安胎

　　杜仲性温，味甘，归肝经、胃经，为杜仲科植物杜仲的干燥树皮。《神农本草经》中记载，杜仲有"补中，益精气，坚筋骨，强志"之功效。临床以制用为主，盐杜仲有补肝肾、强筋骨的功效。

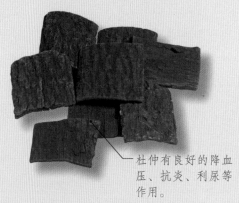

杜仲有良好的降血压、抗炎、利尿等作用。

养生功效

杜仲有补肝肾、强筋骨的功效，可用于肝肾不足引起的腰酸腰痛、腿膝无力、耳聋耳鸣、头晕目眩等。

滋补养生方

- **煮汤**　杜仲、黄芪各10克，当归5克，鸡蛋1个。将3味中药煎煮40~50分钟后，放入鸡蛋同煮至熟，吃蛋喝汤，能益气养血。

- **炒菜**　杜仲12克，猪腰1对，葱段、姜片、盐、油各适量。杜仲水煎取汁。猪腰洗净，清理干净腺体，切成腰花。油锅烧至七成热，放入葱段、姜片爆香后加入腰花。腰花爆炒至八成熟时加入杜仲汁液，再爆炒至熟，依据个人口味加盐调味即可。

配药治病方

- **强筋健骨**：炒杜仲10克，川续断10克。水煎服，每日早、晚服用，10日为1个疗程。

- **高血压（肾阳虚衰型）**：杜仲15克，夏枯草10克。用水煎煮1小时，取适量药汁代茶饮。

⚠ 使用禁忌

- 阴虚火旺者忌用。
- 肝肾功能异常者忌用。
- 低血压患者忌用。

韭菜子

疏肝健胃 | 行气理血 | 温阳补肾

韭菜子性温，味辛、甘，归肾经、肝经，别称起阳籽、韭子、韭菜籽、韭菜仁等，为百合科植物韭菜的干燥成熟种子。韭子壮阳而医白浊，《本经逢原》中说："韭子，惟肾气过劳，不能收摄者为宜。"

养生功效

韭菜子有温补肝肾、壮阳固精的功效，可用于肾阳不足引起的男子阳痿、遗精，女子带下过多，以及肝肾亏虚所致的腰膝酸软、四肢无力等。

滋补养生方

- **煮粥** 韭菜子10克，粳米50克。韭菜子洗净，炒熟，置锅中，加入粳米，加清水250毫升，急火煮开3分钟，改文火煮30分钟成粥，趁热分次食用。有壮阳固精、温暖腰膝的功效。

配药治病方

- **顽固性呃逆**：韭菜子100克，炒熟，研成细末，每日3克，分3次服用。
- **慢性胃炎**：韭菜子12克，猪肚1个，把韭菜子洗净，用纱布袋装好，放入猪肚内，隔水蒸熟，服食猪肚。

⚠ 使用禁忌

- 夏日不宜多食。
- 阴虚火盛者不宜食用。

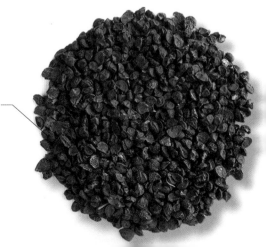

可以用来煮粥、泡酒。

核桃仁

核桃仁性温，味甘，归肾经、肺经、大肠经，有补肾敛肺的功效。古人经验认为，补虚宜用仁，止喘宜留皮（指核桃仁内皮）。古代医家孟诜说核桃仁"通经脉，润血脉，黑须发，常服骨肉细腻光润。"

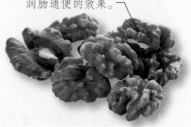

核桃仁有温补肺肾、润肠通便的效果。

 如何挑选优质核桃仁

以个大、饱满、断面色白、富油性者为佳。

滋补养生方

核桃仁可补脾和胃，对便秘也有一定的缓解作用。

 ■ 煮粥 核桃仁50克，粳米100克，冰糖适量。先将核桃仁用沸水浸过，去皮，切成米粒大小，待米煮开花时加入，同时加入冰糖，熬煮成粥食用。此粥具有健脾益气之功效。

 ■ 研末服 黑芝麻250克，核桃仁250克，白砂糖适量。将黑芝麻拣去杂质，晒干，炒熟，与核桃仁同研为细末，加入白糖，拌匀后装瓶备用。每日2次，每次25克，温开水调服。可补脾和胃、润肠通便。

配药治病方

小儿便秘： 核桃仁10克。每晚睡前吃，连服1~2周。

老年慢性支气管炎： 核桃仁10克，生姜1片。二者同放入口中嚼食，每日早、晚各1次。

养生药膳

韭菜炒核桃仁

核桃仁60克，韭菜250克，油、盐各适量。核桃仁用开水泡两分钟，撕去表皮。韭菜洗净，切3厘米长的段。炒锅烧热，倒入油，下入核桃仁翻炒至色黄，下韭菜一起翻炒至熟，最后用盐调味即可。

核桃仁多泡一会有助于去除涩味。

⚠ **使用禁忌**

● 痰火积热、阴虚火旺者忌服。

● 大便溏泄者忌服。

海参

海参是一种名贵的海产品，也叫刺参、海鼠。古人认为，海参性温补，功效似人参，故名海参。《本草求原》中有海参可"润五脏，滋精利水"的记载。

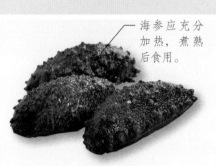

海参应充分加热，煮熟后食用。

如何挑选优质海参

海参以体肥实满、个大体重、刺挺拔不缺、切口向外翻者为佳。

滋补养生方

海参有补肾益精、养血润燥的功效，可缓解体虚引起的疲乏无力、头晕，糖尿病及水肿患者可适量食用。

- **煮汤** 海参1只，桂圆肉20克，猪瘦肉250克，何首乌50克，大枣5枚，盐适量。海参用水浸软，用牙刷刷去表面上的黏液，切片。大枣去核洗净，桂圆肉、何首乌洗净。所有材料一起放入砂锅内煮沸，再改用小火煮2小时，加盐调味即可。本汤能补肾养血。

配药治病方

虚火燥结：海参、木耳（切烂），入猪大肠煮食。（参考《药性考》）

高血压、动脉硬化：海参30克，冰糖适量。煮烂，每日空腹服。（参考《食物中药与便方》）

养生药膳

海参大枣汤

泡发海参50克，大枣5枚，冰糖适量。海参炖烂后，加入大枣和冰糖，再炖20分钟即可。此汤具有较强的补肾壮阳、益气补阴、通肠润燥的功效。

适合慢性肝炎、贫血、高脂血症患者食用。

⚠ 使用禁忌

- 凡脾虚便溏、体内有湿者不宜多食。
- 外邪未尽、急性肠炎腹泻、痛风患者忌食。

补骨脂

补骨脂，又称破故纸、胡韭子、婆固脂，是豆科植物补骨脂的干燥成熟果实。《本草纲目》记载，补骨脂可"治肾泄，通命门，暖丹田，敛精神"。

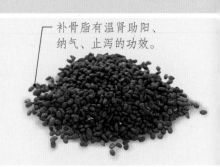
补骨脂有温肾助阳、纳气、止泻的功效。

如何挑选优质补骨脂

以粒大、色黑、饱满、坚实、无杂质者为佳。

滋补养生方

补骨脂有温肾助阳、纳气、止泻的功效，可用于阳痿、遗精、腰膝冷痛等症。外用治白癜风、斑秃。

 ▪ **制饮**　核桃仁60克，补骨脂9克。核桃仁切碎，与补骨脂一起放入砂锅中，加水煎2次，每次取药液60毫升左右，合并药液。此饮适用于小儿咳喘。

 ▪ **水煎**　肉豆蔻、五味子、吴茱萸各6克，补骨脂12克，水煎服。此饮可温肾养脾，还能疗治"五更泻"。

 ▪ **泡酒**　补骨脂60克，白酒适量。将补骨脂研为细末，每次取6克，放入适量白酒中调匀即可饮用。每日服1次。有助于补肾助阳。

配药治病方

腰痛：补骨脂10克，炒后研为末，黄酒冲服，每日1次。

小便频数、遗尿：补骨脂微炒，研末，取适量内服。

养生药膳

补骨脂猪骨汤

猪骨500克，补骨脂30克，杜仲15克，盐、味精各适量。将猪骨、补骨脂、杜仲洗净，一起放入砂锅内，加适量水，浸泡45分钟后，先用大火煮沸，再用文火煲2.5个小时，加盐、味精调味即可。

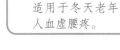
适用于冬天老年人血虚腰疼。

⚠ 使用禁忌

● 阴虚火旺者忌服。

● 大便秘结者慎用。

菟丝子

菟丝子，又名豆寄生、无根草、黄丝等。多寄生于田边、路旁的豆类、菊科蒿属、马鞭草科牡荆属等草本或小灌木上，全国大部分地区有分布。

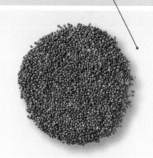

外表呈球形，表皮光滑无霉变者为佳。

如何挑选优质菟丝子

以表皮深褐色、呈球状、无霉变者为佳。

滋补养生方

菟丝子可滋补肝肾、固精缩尿、安胎、明目、止泻。内服可用于阳痿、遗精，尿有余沥，腰膝酸软，目昏耳鸣，胎动不安，脾肾虚泻；外用适于白癜风等病症。

▪ **泡酒** 菟丝子、杜仲、骨碎补、核桃仁各适量。泡酒，依酒量每日服用，能缓解腰酸背痛、关节不利。

▪ **代茶饮** 沙苑子、菟丝子各15克。开水浸泡饮用。可缓解肝肾不足、视物昏花。

配药治病方

肝肾不足、目暗不明：菟丝子（酒浸3日，晒干，研为末）150克，车前子30克，熟地黄90克。将以上3味药研成粉末，炼蜜为丸，如梧桐子大。每服30丸，盐汤送服。

养生药膳

菟丝子大米粥

菟丝子10克，粳米50克，白糖适量。水煎菟丝子取汁，加粳米煮为稀粥，待熟时加适量白糖调味。

每日早、晚食用，有补肾益精的作用。

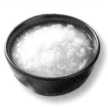

⚠ 使用禁忌

● 阴虚火旺者忌用。

● 孕妇忌用。

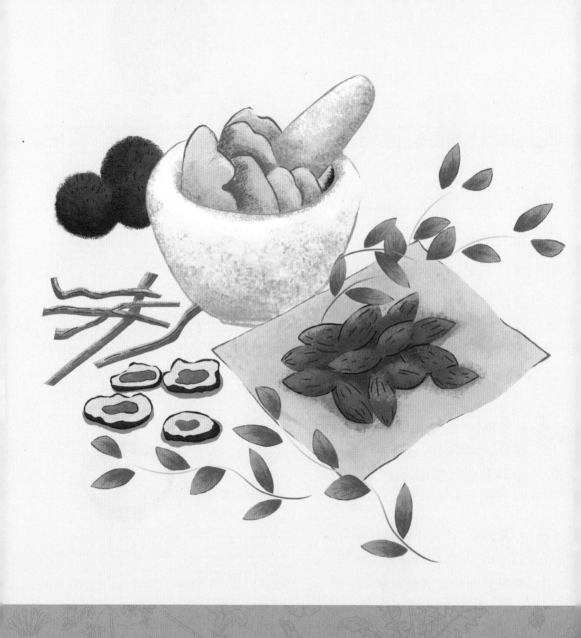

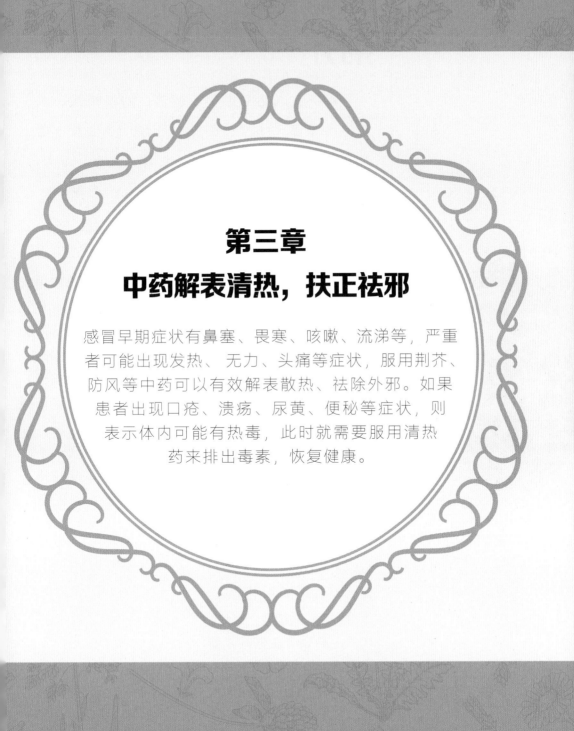

第三章

中药解表清热，扶正祛邪

感冒早期症状有鼻塞、畏寒、咳嗽、流涕等，严重者可能出现发热、无力、头痛等症状，服用荆芥、防风等中药可以有效解表散热、祛除外邪。如果患者出现口疮、溃疡、尿黄、便秘等症状，则表示体内可能有热毒，此时就需要服用清热药来排出毒素，恢复健康。

解表药
荆芥

荆芥，又名香荆荠、线荠、四棱杆蒿、假苏，性微温，味辛，归肺、肝经。多生长于宅旁或灌丛中，分布于新疆、甘肃、陕西、河南、山西、山东、湖北、贵州、四川及云南等地。

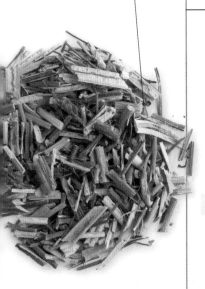

夏、秋两季花开到顶、穗绿时采割，除去杂质，晒干。

养生功效

荆芥有祛风解表的功效，可用于感冒、头痛、咽喉肿痛、麻疹、风疹、疮疡初起。

滋补养生方

荆芥紫苏饮

紫苏、荆芥各15克，大青叶、四季青、鸭跖草各30克。水煎服，每日3~4次。用于风热感冒。

鲜荆芥外用

取新鲜的荆芥叶适量，洗净后捣烂，局部敷，每日3次，用药3~7日见效。能治足癣导致的脚丫湿烂。

配药治病方

- **咽喉肿痛、语声不出或如有物哽：**荆芥15克，桔梗60克，炙甘草30克。将以上中药研细末，水煎，去渣，饭后温服。具有宣肺清热、解毒消肿之功效。

- **小便尿血：**荆芥、缩砂等分，为末。每服10克，以糯米汤送服，日三服。

挑选

以干燥、色黄绿、茎细、穗多，无杂质者为佳。

使用禁忌

· 表虚自汗、阴虚头痛者忌服。不宜与驴肉同食。

桂枝

桂枝性温，味辛、甘，归心经、肺经、膀胱经。为樟科植物肉桂的干燥嫩枝。对于桂枝的功效，《本草再新》中记载，桂枝对"手足发冷作麻、筋抽疼痛，并外感寒凉等症"有缓解作用。

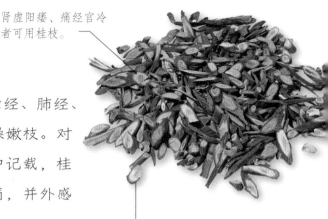

肾虚阳痿、痛经宫冷者可用桂枝。

养生功效

桂枝有发汗解肌、温经通脉的功效，可用于风寒引起的感冒、腰酸背痛以及寒湿痹痛等；还有助阳化气的作用，可用于阳气不足引起的胸痛、心悸，女子经闭、痛经，以及脾阳不运导致的痰饮、水肿，心阳不振导致的心悸。

滋补养生方

桂枝汤

桂枝（去皮）、芍药、生姜各9克，大枣3枚，甘草6克。桂枝洗净，大枣切碎，所有药材水煎取汁服用。此汤可缓解外感风寒导致的发热、头痛等症。

桂枝粥

桂枝10克，粳米100克，葱白2茎，生姜3片。将桂枝洗净，水煎取汁，加入粳米中煮粥，待粥将熟时放入葱白、姜片，再煮一二沸即成。此粥具有发汗解表、温经通阳的功效。

▷ 配药治病方

- **脚气肿痛：** 防己、木瓜、牛膝各15克，桂枝2.5克，枳壳5克。水煎，去渣，温服。
- **气虚血滞、半身不遂：** 黄芪30克，赤芍、桂枝各15克，生姜10克，大枣10枚。水煎，去渣，不拘时服。

挑选
以枝条嫩细均匀、色红棕、香气浓者为佳。

使用禁忌
·阴虚火旺者忌用。
·血热妄行者忌用。
·孕妇及月经过多者禁用。

紫苏

紫苏性温，味辛，归肺经、脾经，别名红紫苏，赤苏，是一年生唇形科植物。紫苏的叶子又被称为紫苏叶，茎又被称为紫苏梗。

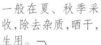

一般在夏、秋季采收，除去杂质，晒干，生用。

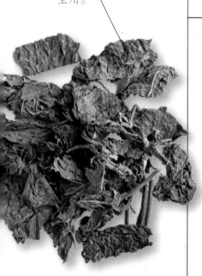

使用禁忌
· 温病及气虚者忌用。
· 阴虚喘咳者慎服。

养生功效

紫苏具有解表散寒、行气宽中、和胃止呕、定喘安胎、解鱼蟹毒的功效，可缓解风寒感冒引起的恶心呕吐、胸脘满闷、咳喘痰多、脾胃气滞、头痛等。

滋补养生方

凉拌紫苏叶

紫苏嫩叶300克，盐、酱油、麻油各适量。将紫苏叶洗净焯烫，捞出过水，挤干水分，切段放盘内，加入调料拌匀即成。适用于风寒感冒、恶寒发热、咳嗽、胸腹胀满等症。

紫苏粥

粳米50克，紫苏15克，红糖适量。粳米煮成稀粥，粥成入紫苏稍煮，加入红糖搅匀即成。本粥适用于风寒感冒、咳嗽、胸闷不舒等病症。

配药治病方

■ **缓解脚气、肿痛：** 木瓜、陈皮各30克，槟榔7枚，吴茱萸6克，桔梗、生姜各15克，紫苏茎叶9克。将以上7味中药研成粗末，分成8份。每天1服，水煎，去渣，冷服。

防风炒用有止泻的功效。

防风

防风是伞形科植物防风的干燥根，别名铜芸、茴芸、茴草、百枝等，主产于东北及内蒙古东部。味辛、甘，性微温，归膀胱经、肝经、脾经。

养生功效

防风具有祛风解表、胜湿止痛、息风止痉的功效，可用于外感风寒、头痛、目眩、项强、风寒湿痹、骨节酸痛、四肢痉挛、破伤风等症。

滋补养生方

防风山药粥

陈皮、防风各6克，山药120克，炒白芍12克，粳米50克，红糖适量。将山药研成粉末，放入炒白芍、陈皮、防风的煎液中，再加粳米煮粥，调入红糖服食。此粥能泻肝补脾、止痛止泻。

防风乌梅茶

乌梅10克，防风5克，甘草1克。沸水泡1小时左右代茶饮，每日1剂。此饮能缓解过敏性鼻炎。

配药治病方

- **眼暴赤暴肿**：防风、羌活、黄芩、黄连各10克。水煎，食后温服。
- **风湿关节痛**：藁本、苍术、防风各9克，牛膝12克。水煎服。

挑选

以粗壮、质轻、断面皮部色浅棕、木部色浅黄、气味清香者为佳。

使用禁忌

·血虚痉急或头痛不因风邪者忌服。

·阴血亏虚者慎服。

白芷

白芷性温，味辛，归肺经、胃经、大肠经。其气芳香，能通九窍。《药性论》记载，白芷可"治心腹血刺痛，除风邪，主女人血崩及呕逆，明目，止泪出，疗妇人沥血、腰腹痛，能蚀脓"。

置于阴凉干燥处保存，注意防蛀。

养生功效

白芷具有祛风止痛、燥湿消肿、活血生肌的功效，可缓解头痛、牙痛、鼻渊、寒湿腹痛、肠风痔漏、赤白带下、痈疽疮疡、皮肤瘙痒等症。

滋补养生方

白芷鲤鱼汤

白芷10克，黄芪12克，当归、枸杞子各8克，大枣4枚，鲤鱼1条，生姜5克。将鲤鱼清理干净，和上述所有原料一起熬煮成汤。此汤有通经活血、滋补肝肾的作用。

桃花白芷酒

干桃花25克，白芷30克，白酒适量。将干桃花、白芷置于容器中，加入白酒，密封，浸泡30天后，过滤去渣，即成。此酒少量饮用可活血通络、润肤祛斑，但绝不可大量饮用，否则会损害身体健康。

配药治病方

- **鼻渊**：白芷、辛夷、防风各4克，苍耳子5克，川芎2.5克，细辛3.5克，甘草1.5克。水煎，去渣，连服4剂，不拘时服。

- **大便不通**：当归、白芷等分，为末，每服6克，米汤下。（参考《圣济总录》）

挑选
以根条粗大、皮细、粉性足、香气浓者为佳。

使用禁忌
· 阴虚血热者忌用。
· 孕妇及婴幼儿慎用。

细辛

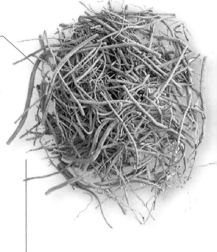

适合阳虚体质者服用。

　　细辛，别名小辛、细草、少辛、独叶草，是马兜铃科北细辛或华细辛的干燥根及根茎。《神农本草经》记载，细辛"主咳逆，头痛脑动，百节拘挛，风湿痹痛，死肌"。值得注意的是，细辛有小毒，临床使用时应避免大剂量应用，故前人有"辛不过钱"之说。

养生功效

细辛有解表散寒、祛风止痛的功效，可用于外感风寒，以及牙痛、风湿痹痛等。细辛还有温肺化饮、通窍的作用，可用于鼻渊、鼻塞、流涕、肺寒咳喘、无汗、痰多清稀等症。

滋补养生方

细辛温肺粥

细辛 3 克，干姜、五味子各 9 克，粳米 100 克。将药材洗净放入纱布中包好，与粳米一同煮粥。此粥对于冬季风寒咳嗽有比较好的效果。

细辛川芎饮

细辛、川芎、白芷、羌活、防风、薄荷、荆芥、甘草各等分。将以上 8 味中药研成细末。每次 6~10 克，开水冲泡或水煎代茶饮用，每日 3 次。能缓解风寒感冒引发的头痛、鼻塞。

▷配药治病方

- **风热牙痛、浮肿发歇、元脏气虚、小儿疳蚀**：附地菜、旱莲草、细辛各等分，为末，每日擦3次。（参考《普济方》）
- **风热齿痛**：荆芥、薄荷、细辛各等分，为末，每服 3 克，以沸汤冲泡，漱口含咽，并用以搽牙。

挑选
以色灰黄、叶色绿、香气浓、味麻辣者为佳。

使用禁忌
·气虚多汗、血虚头痛者忌服。
·阴虚咳嗽者忌服。

葱白

发汗解表 ｜ 散寒通阳 ｜ 健脾和胃

葱白性温，味辛，归肺经、胃经。《本草经疏》中记载其"能解肌，能通上下阳气，故外来怫郁诸证，悉皆主之"。

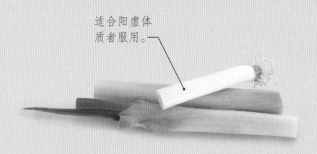

适合阳虚体质者服用。

养生功效

葱白具有发汗解表、散寒通阳的功效，可以除风湿、通关节、止衄血、利大小便，可缓解风寒感冒、痈肿疮毒、痢疾、寒凝腹痛、小便不利，以及阴盛格阳等症。

滋补养生方

- **煮汤**　葱白50克，大蒜25克。葱白洗净，切段，大蒜去皮，打碎，两者放入锅中，加水2 000毫升煮沸15分钟即可。有发汗止呕、润肠通便的功效。

- **煮粥**　葱白2~3根，粳米50克，醋适量。葱白洗净，切段备用，粳米洗净，熬煮，待粥将熟时加入葱白段，煮沸后加入醋即可。适用于风寒感冒引起的咳嗽。

配药治病方

- **跌打扭筋肿痛：** 鲜龙葵叶30克，连须葱白7棵，酒糟适量。将龙葵叶和葱白切碎，加酒糟一同捣烂，敷于患处，每日换2次。（参考《江西民间草药》）

- **风寒感冒初起：** 葱白15克，淡豆豉30克。煎汤，趁热服。（参考《肘后备急方》）

⚠ 使用禁忌

- 表虚多汗者忌用。
- 有狐臭者不宜服用。

生姜

解表散寒｜温中止呕｜化痰止咳

生姜性微温，味辛，归肺经、脾经、胃经。《本草新编》中记载，生姜"性散，能散风邪。伤风小恙，何必用桂枝。用生姜三钱，捣碎，加薄荷二钱，滚水冲服，邪即时解散"。

养生功效

生姜有解表散寒、温中止呕、温肺止咳的功效，可缓解脾胃虚寒、食欲减退、恶心呕吐、痰饮呕吐、胃气不和呕吐、风寒或寒痰咳嗽，以及风寒感冒、恶风发热、鼻塞头痛等症。

滋补养生方

- **煮汤**　茯苓、白术各 10 克，羊肚 250 克，蜜枣 2 枚，生姜、料酒、盐各适量。所有材料加开水，隔水炖至熟烂，去药渣，加入调料即可。此汤能健脾胃、增进食欲。
- **代茶饮**　陈皮 10 克，生姜 3~5 片，红糖适量。将陈皮和生姜放入茶壶中，用沸水冲泡代茶饮，根据个人口味调入适量红糖即成。既能温暖中焦，又能促进脾胃运化。

配药治病方

- **风寒感冒**：生姜 5 片，紫苏叶 10 克。水煎服。
- **腹满不能服药**：煨生姜，绵裹纳下部中，冷即易之。（参考《梅师集验方》）

⚠ 使用禁忌

- 阴虚内热者不宜服用。
- 痔疮患者不宜服用。

生姜皮性凉，脾胃虚寒者食用时宜去皮。

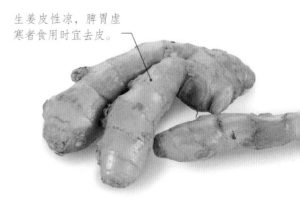

菊花

散 风 清 热 ｜ 平 肝 明 目 ｜ 清 热 解 毒

菊花，别名菊华、秋菊、寒英、药菊等，是菊科草本植物菊的头状花序。《神农本草经》记载菊花："主诸风头眩、肿痛，目欲脱，泪出，皮肤死肌，恶风湿痹，利血气。"

月经前以及处于月经期的女性禁用。

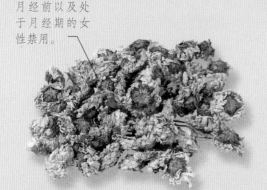

养生功效

菊花有散风清热的作用，可用于风热感冒、发热头昏等症；还有平肝明目的功效，可用于肝经有热或肝阳上亢所致的目赤多泪、眼目昏花、眩晕头痛；还能清热解毒，可用于疮疡肿痛。

滋补养生方

- **煮粥** 菊花、金银花各5克，粳米100克。先将粳米加水煮粥，等粥熟时加入金银花、菊花，稍煮5分钟即可。此粥能清热解毒。

- **代茶饮** 菊花、山楂、金银花各10克，用开水冲泡即可饮用。此茶能消脂降压、减肥轻身，适用于肥胖症、高脂血症和高血压患者。

配药治病方

- **睑腺炎（麦粒肿）**：菊花9克。加水煎煮，头煎内服，二煎放凉后洗患处，每日2次。

- **面部痉挛**：菊花、钩藤各10克。水煎服，每日1次。

⚠ 使用禁忌

- 气虚胃寒者慎用。
- 食少泄泻者慎用。
- 孕产妇禁用。
- 凡阳虚或头痛而恶寒者均忌用。

葛根

生津止渴｜升阳止泻｜调节内分泌

葛根性凉，味甘、辛，归脾经、胃经、肺经，为豆科植物野葛的干燥根。《神农本草经》记载，葛根"主消渴、身大热、呕吐、诸痹，起阴气，解诸毒"。

养生功效

葛根有解肌退热、透疹的功效，可用于外感发热头痛及高血压所致颈项强痛，对麻疹也有很好的效果；还有生津止渴、升阳止泻的作用，可用于热病口渴、中气下陷导致的腹痛、腹泻。

滋补养生方

- **代茶饮**　葛根10克，山楂15克。用适量水煎煮山楂和葛根，每日当茶饮。此饮品适用于气滞血淤型高脂血症患者。

- **煮汤**　葛根60克，山药50克，猪排骨250克，盐适量。排骨洗净，汆水，加葛根、山药同煮，先用大火煮开，再改用小火煮1小时，加盐调味即可。此汤可补中益气、健脾养胃、生津止渴、镇静安神，促进睡眠。

配药治病方

- **腹泻（湿热型）**：葛根、黄连、黄芩、木香各10克，甘草5克。水煎服，频饮。

- **外感风热、里热证**：葛根、柴胡、黄芩、赤芍、贝母各6克，甘草、牡丹皮各3克，知母5克，生地黄9克。水煎服。心烦加淡竹叶3克。

⚠ 使用禁忌

- 脾虚泄泻者慎用。
- 低血压患者慎用。
- 胃寒呕吐者慎用。

适合热病口渴者服用。

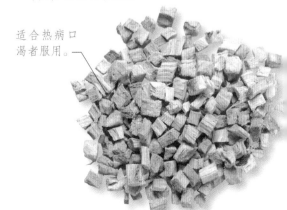

升麻

发表透疹 | 清热解毒 | 升举阳气

升麻性微寒，味辛、微甘，归肺经、脾经、胃经、大肠经。《本草纲目》记载，升麻能"消斑疹，行瘀血，治阳陷眩运，胸胁虚痛，久泄下痢后重，遗浊，带下，崩中，血淋，下血，阴痿足寒"。

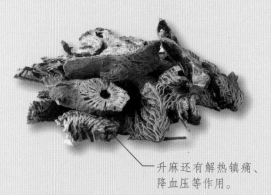

升麻还有解热镇痛、降血压等作用。

养生功效

升麻具有发表透疹、清热解毒、升阳举陷的功效，可用于风热头痛、齿痛、口疮、咽喉肿痛、麻疹不透、阳毒发斑、脱肛、子宫脱垂等症。外用可治疗痈肿疮毒、口舌生疮。

滋补养生方

- **代茶饮**　升麻3克，肉苁蓉、瓜蒌仁各15克，炒枳壳9克，郁李仁6克，怀牛膝、火麻仁各12克。以上药材用清水煎煮，趁温饮服，每日2次。此饮有润肠通便的作用。

配药治病方

- **胃下垂**：升麻、柴胡各5克，党参20克，黄芪30克，生姜10克，大枣5枚。用清水煎煮以上药材2次，将2次药汁合并，每日早、晚各服1次。

- **胃热齿痛**：升麻煎汤，热漱咽之。（参考《本草纲目》）

⚠ 使用禁忌

- 阴虚火旺、阴虚阳亢的患者应禁用。
- 高血压及心血管疾病的患者忌用。
- 孕产妇以及经期女性禁用。

清热药
金银花

清热解毒｜消炎退肿｜疏散风热

金银花又名双花、金藤花、鹭鸶花、忍冬花，性寒，味甘，归肺经、心经、胃经。《本草正》记载，金银花"治痈疽、肿毒、疮癣、杨梅、风湿诸毒"。

养生功效

金银花具有清热利咽的功效，可用于外感风热或温病初起之表证未解、里热又盛导致的疮痈肿毒、咽喉肿痛；还可清热解毒，对于热毒引起的泻痢、便血有一定疗效。《本草逢原》记载："金银花，解毒去脓，泻中有补，痈疽溃后之圣药。"

滋补养生方

- **代茶饮** 金银花、白及各10克，绿茶3克。金银花、白及洗净研成粗末，与绿茶一同放入杯中，用沸水冲泡，加盖闷15分钟即可。此茶可清热解毒、凉胃生津，可用于缓解消化性溃疡。
- **煮粥** 粳米60克，金银花30克，白糖适量。粳米洗净，放入锅中，加适量水，煮至快熟时，加入金银花稍煮片刻，熟后加适量白糖调味。此粥可疏散风热。

配药治病方

- **急性、慢性咽喉炎**：金银花15克，野菊花5克。水煎服用，每日服2次。
- **肠痈腹痛**：大血藤24克，连翘21克，金银花、贝母、蒲公英、夏枯草各9克。水煎，去渣，连服数次。病情严重的患者可用白酒煎服。

⚠ 使用禁忌

- 脾胃虚寒、气虚疮疡脓清者忌用。
- 女性月经期内忌用。

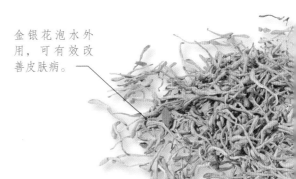

金银花泡水外用，可有效改善皮肤病。

连翘

连翘性微寒，味苦，归肺经、心经、小肠经。长于清心火，散上焦风热。《珍珠囊》中记载："连翘之用有三：泻心经客热，一也；去上焦诸热，二也；为疮家圣药，三也。"

连翘有解热、降血压、保肝等作用。

养生功效

连翘有清热解毒、散结消肿的功效，可用于痈疮肿毒、瘰疬痰核、热淋涩痛；还有疏散风热的作用，可用于风热感冒、发热、心烦、咽喉肿痛、丹毒、斑疹等症。

滋补养生方

连翘牛蒡子茶

连翘、牛蒡子各9克，荆芥5克，白糖适量。牛蒡子、连翘、荆芥一起装入纱布袋内，水煎取汁，加入白糖调味，当茶饮，每日1剂。有清热解毒的作用。

蒲公英连翘茶

连翘、野菊花各15克，蒲公英30克，王不留行9克。水煎服，每日1剂。可缓解乳腺炎引起的不适。

配药治病方

- **喉痹肿痛：**射干、生地黄各5克，桔梗、连翘、黄芩、贝母、玄参、甘草、牛蒡各3.5克，荆芥2.5克。水煎服。（参考《囊秘喉书》）

- **瘰疬结核、因热气结聚者：**射干、连翘、夏枯草各等分，为丸。每服10克，饭后白汤（白开水）下。（参考《本草汇言》）

挑选
青翘以色青绿、无枝梗者为佳；老翘以色黄、壳厚、无种子、纯净者为佳。

使用禁忌
· 脾胃虚寒者慎用。
· 气虚疮疡脓清者慎用。
· 女性月经期内忌服。

穿心莲

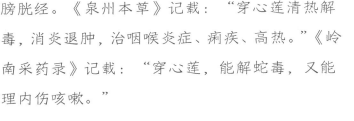

穿心莲不可久服，易伤胃气。

穿心莲性寒，味苦，归心经、肺经、大肠经、膀胱经。《泉州本草》记载："穿心莲清热解毒，消炎退肿，治咽喉炎症、痢疾、高热。"《岭南采药录》记载："穿心莲，能解蛇毒，又能理内伤咳嗽。"

养生功效

穿心莲有清热解毒、凉血消肿的功效，可用于感冒发热、咽喉肿痛、口舌生疮、顿咳劳嗽、泄泻痢疾、热淋涩痛、痈肿疮疡、毒蛇咬伤。

滋补养生方

穿心莲甘草茶

穿心莲15克，木香、甘草各10克。以上3味药材用清水煎煮后当茶饮用，可缓解细菌性痢疾。

穿心莲大枣茶

穿心莲10克，大枣3颗，蜂蜜适量。将穿心莲、大枣洗干净放入杯中，开水冲泡，盖上杯盖闷10分钟后，加入蜂蜜即可。有美容养颜、养肝排毒的功效。

▷配药治病方

- **感冒、发热、头痛及热泻**：穿心莲适量。研成细末，每次9克，日服3次，白汤送服。
- **阴囊湿疹**：穿心莲30克，甘油适量。穿心莲研成细末，与甘油调和，涂抹于患处。

保存
装在密封的罐内，置于阴凉处或冰箱储藏。

使用禁忌
·脾胃虚寒者不宜服用。
·胃、十二指肠溃疡患者不宜服用。

板蓝根

板蓝根又名大蓝根、大青根，性寒，味苦，归心经、胃经，为十字花科植物菘蓝的干燥根。

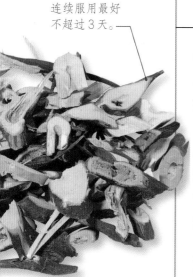

连续服用最好不超过3天。

挑选
以根长直、粗壮、坚实而粉性足者为佳。

使用禁忌
·腹泻、脾胃虚寒者慎用。

养生功效

板蓝根有清血利咽的功效，可缓解肺胃热盛所致的咽喉肿痛、口咽干燥、腮部肿胀等不适；还有清热解毒的作用，可缓解急性扁桃体炎、腮腺炎等引起的不适。

滋补养生方

板蓝根竹叶莲子粥

板蓝根20克，竹叶、莲子心各10克，糯米50克，白糖适量。糯米煮粥至半熟，加入洗净的板蓝根、竹叶、莲子心，继续煮至糯米烂熟，加入白糖调味即可。此粥可清热消炎。

板蓝根射干蜜饮

板蓝根15克，射干10克，蜂蜜15克。将板蓝根、射干洗净，入锅，加适量水，煎煮2次，每次20分钟，合并药汁，待药汁转温后，调入蜂蜜即成。可缓解咽喉肿痛。

配药治病方

- **肺结核、膀胱炎**：牛蒡根、车前草、板蓝根各9克，啤酒花6克，黄芩15克。水煎服。（参考《新疆中草药》）
- **扁桃体炎、咽喉肿痛**：天冬、麦冬、板蓝根、桔梗、山豆根各9克，甘草6克。水煎服。（参考《山东中草药手册》）

蒲公英

蒲公英性寒，味苦、甘，归肝经、胃经。《本草经疏》记载，蒲公英"味甘平，其性无毒"，被众多医家视为"入肝入胃、解热凉血之要药"。

蒲公英可生吃，也可炒食、煮汤，药食兼用。

养生功效

蒲公英具有清热解毒、消肿散结、利湿通淋的功效，可缓解乳痈肿痛、胃炎、痢疾、肝炎、胆囊炎、急性阑尾炎、泌尿系统感染、盆腔炎、痈疖疔疮、咽炎、急性乳腺炎、感冒发热、急性扁桃体炎、急性支气管炎等引起的不适。

滋补养生方

蒲公英茶

鲜蒲公英、玉米须各60克。水煎，去渣，代茶饮。此茶可用于热淋、小便短赤。

蒲公英白萝卜粥

蒲公英15克，橄榄50克，白萝卜100克，粳米40克。蒲公英、橄榄和白萝卜共煎取汁，将粳米放入药汁中煮粥食用。此粥可缓解慢性扁桃体炎引起的不适。

配药治病方

- **急性或慢性扁桃体炎：**金莲花6克，蒲公英15克。开水沏，当茶饮，并可含漱。（参考《全国中草药汇编》）
- **痈肿疮疖：**马蔺子6克，马齿苋30克，蒲公英30克。水煎服。（参考《青岛中草药手册》）

挑选
以叶多、色灰绿、根完整、无杂质者为佳。

使用禁忌
· 脾胃虚寒者忌服。
· 气虚疮疡脓清者忌服。

土茯苓

土茯苓，别名草禹余粮、白余粮等，其性平，味甘、淡，归肝经、胃经。《本草纲目》记载，土茯苓可"健脾胃，强筋骨，祛风湿，利关节，止泄泻，治拘挛骨痛、恶疮痈肿，解汞粉、银朱毒"。

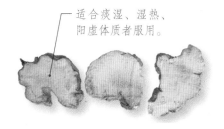

适合痰湿、湿热、阳虚体质者服用。

养生功效

土茯苓具有解毒、除湿、通利关节的功效，对筋骨挛痛、脚气、疔疮、痈肿、瘰疬及汞中毒所致的肢体拘挛、筋骨疼痛等有一定的缓解作用。

滋补养生方

土茯苓排骨汤

土茯苓50克，茶树菇、薏苡仁各15克，猪排骨500克，盐适量。猪排骨氽水，洗净，放入砂锅中，加入清水、土茯苓、茶树菇和薏苡仁一起煲汤，待猪排骨软烂后，加盐调味即可。此汤有解毒消肿、祛湿通络的功效。

马齿苋

马齿苋性寒，味酸、入肝经、大肠经。别名马苋菜、五行草、长命菜、马齿菜等。《本草纲目》记载，马齿苋可"散血消肿，利肠滑胎，解毒通淋，治产后虚汗"。

马齿苋营养价值丰富，被称为"长寿菜"。

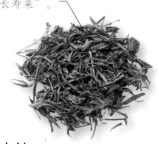

养生功效

马齿苋具有清热解毒、凉血止血、止痢的功效。可缓解痢疾、肠炎、肾炎、产后子宫出血、便血、乳腺炎等。

滋补养生方

马齿苋粥

马齿苋25克，山楂10克，大枣5枚，粳米50克，白糖适量。将马齿苋、山楂一同放入锅内，水煎，取汁。然后用药汁煮粳米、大枣至粥熟，加白糖拌匀即可。此粥能清热除湿。

黄芩

黄芩性寒，味苦，归肺经、胆经、脾经、大肠经、小肠经。《本草纲目》记载黄芩：治风热、湿热、头疼。

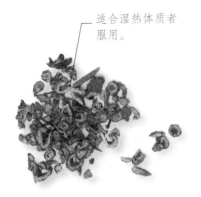

适合湿热体质者服用。

养生功效

黄芩有清热燥湿、解毒止血的功效，可以用于治疗湿温发热、胸闷、口渴不欲饮、黄疸等，以及高热烦渴、肺热咳嗽、热盛迫血外溢、热毒疮疡等。

滋补养生方
黄芩茶

黄芩6克，甘草3克。黄芩、甘草用适量水煎沸后取汁，也可直接冲泡服用。此饮有清热除烦、降压利尿的作用。

牡丹皮

牡丹皮性微寒，味苦、辛，归心经、肝经、肾经。《本草纲目》认为其"滋阴降火，解斑毒，利咽喉，通小便血滞"。

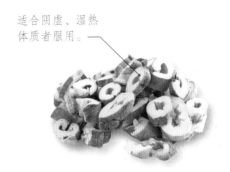

适合阴虚、湿热体质者服用。

养生功效

牡丹皮有清热凉血、活血祛瘀的功效，可用于热入营血、迫血妄行所致的发斑、吐血、衄血；阴虚发热所致的夜热早凉、无汗骨蒸。

滋补养生方
牡丹皮猪肉汤

牡丹皮、柴胡各6克，白芍10克，猪瘦肉块300克，盐适量。柴胡、牡丹皮、白芍分别洗净，与猪瘦肉块一同炖，至肉烂熟，加盐调味，饮汤食肉。本汤有疏肝解郁、柔肝清热的作用。

绿豆

绿豆为豆科植物绿豆的种子。《开宝本草》记载，绿豆"甘，寒，无毒，入心、胃经，主丹毒烦热、风疹、热气奔豚，生研绞汁服，亦煮食，消肿下气，压热解毒"。

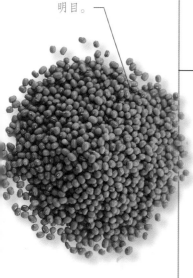

绿豆粉可缓解疮肿烫伤；绿豆种皮可明目。

养生功效

绿豆具有清热解毒、消暑、利水的功效，可缓解暑热烦渴、感冒发热、霍乱吐泻、痰热哮喘、头痛目赤、口舌生疮、水肿尿少、疮疡痈肿、风疹丹毒等症。我国古代民间常用绿豆对药物及食物中毒等进行紧急救治。但如今如果发生药物或食物中毒时，应及时前往正规医疗机构进行治疗。

滋补养生方

芦根绿豆汤

芦苇根、绿豆各 25 克，加一碗水煮开，加适量冰糖调味，去芦根、绿豆喝汤。有生津润肺、降火解热的功效。适用于内热口干。

配药治病方

- **预防痘疮及麻疹：** 赤小豆、黑豆、绿豆各 30 克，甘草 15 克。将以上中药淘洗干净，用水煮熟，每日空腹时任意服用，有活血解毒的作用。（参考《本草纲目》）

- **热毒劳热、诸火热极：** 适量绿豆洗净，煮熟，加盐食用，日服 3~4 次。（参考《景岳全书》）

挑选
以外皮蜡质、子粒饱满者为佳。

使用禁忌
· 脾胃虚寒滑泄者忌服。
· 空腹时忌食。

生地黄

生地黄是玄参科植物地黄的块根，简称生地，别名山烟根、酒壶花。性寒，味甘，归心经、肝经、肾经。《本草新编》称生地黄"其功专于凉血止血，又善疗金疮，安胎气，通经，止漏崩，俱有神功"。

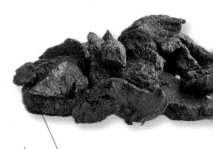

置于阴凉干燥处密封保存。

养生功效

生地黄有清热凉血、养阴生津的功效，可用于热病伤阴引起的舌绛烦渴、发斑发疹；还可用于阴虚内热引起的骨蒸劳热、内热消渴，以及血热引起的吐血、衄血等。

滋补养生方

生地黄酸枣仁粥
生地黄、酸枣仁各30克，粳米50克，白糖适量。先煎地黄、酸枣仁，去渣取汁。将药汁和粳米一同放入锅中，加适量水，熬煮成粥，食时可加白糖调味。此粥适用于虚劳体弱导致的骨蒸烦热、羸瘦乏力、失眠多梦。

配药治病方

■ **急性肾炎**：玉米须60克，西瓜皮30克，蝼蛄7个，生地黄15克，肉桂1.5克。水煎，去渣，温服。隔日1剂，连服4~5剂。（参考《全国中草药汇编》）

■ **肝虚目昏**：地肤子50克，生地黄250克。将地肤子和生地黄搅拌均匀，曝干，捣细末。每服10克，温酒送服，每日2次。（参考《太平圣惠方》）

挑选
以块大、体重、断面棕黄或乌黑色、味甜者为佳。

使用禁忌
·脾虚湿滞者忌用。
·腹满便溏者不宜服用。

玄参

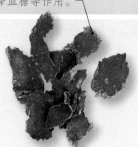

玄参还有降血压、降血糖等作用。

玄参性微寒，味甘、苦、咸，归肺经、胃经、肾经。《本草纲目》记载，玄参可"滋阴降火，解斑毒，利咽喉，通小便血滞"。

 如何挑选优质玄参

以条粗质坚、断面色黑者为佳。

滋补养生方

玄参具有清血凉血、解毒透疹的功效。主治热病伤阴、舌绛烦渴、温毒发斑、津伤便秘、骨蒸劳嗽、目赤、咽痛。

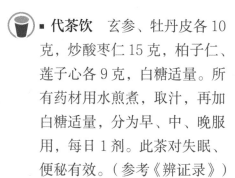 ▪ **代茶饮** 玄参、牡丹皮各10克，炒酸枣仁15克，柏子仁、莲子心各9克，白糖适量。所有药材用水煎煮，取汁，再加白糖适量，分为早、中、晚服用，每日1剂。此茶对失眠、便秘有效。（参考《辨证录》）

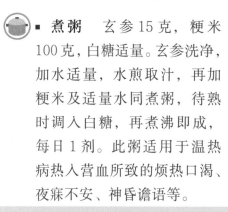 ▪ **煮粥** 玄参15克，粳米100克，白糖适量。玄参洗净，加水适量，水煎取汁，再加粳米及适量水同煮粥，待熟时调入白糖，再煮沸即成，每日1剂。此粥适用于温热病热入营血所致的烦热口渴、夜寐不安、神昏谵语等。

 配药治病方

慢性鼻窦炎（风热上攻型）：玄参10克，菊花、金银花、蒲公英、连翘各15克，桔梗9克，甘草、升麻、白芷、薄荷各6克。水煎取汁，每日1剂，早、晚分服。

 养生药膳

玄麦甘桔汤

玄参、麦冬各15克，桔梗10克，生甘草6克。水煎服，每天1剂，分2次服，可养阴利咽、化痰止咳。

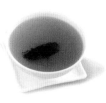

慢性咽炎患者可经常饮用。

⚠ **使用禁忌**

● 脾胃虚寒者不宜服用。

● 食少便溏者不宜服用。

黄连

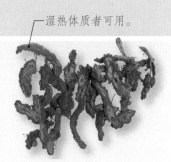
湿热体质者可用。

黄连，别名川连、雅连、云连等。《神农本草经》记载，黄连"味苦，寒，主热气，目痛，眦伤，泣出，明目，肠澼，腹痛，下痢，妇人阴中肿痛"。

如何挑选优质黄连

以干燥、条细、节多、须根少、色黄者为佳品。

滋补养生方

黄连有清热燥湿的功效，可用于肠胃湿热导致的呕吐、泻痢等；还有泻火杀虫的作用。

 ■ **代茶饮** 黄连3克，绿茶5克，白糖15克。用200毫升开水冲泡5~10分钟即可，冲饮至味淡。此饮有泻火解毒、消渴、清胃火的作用。

 ■ **煮粥** 黄连、白头翁各10克，粳米30克。将黄连和白头翁一起放入砂锅，用水熬煮一段时间，取汁。另取一锅，加入粳米和适量水，煮至米熟，加入药汁，再煮成粥即可。适用于中毒性痢疾。

配药治病方

胃炎（脾虚湿阻型）：黄连、厚朴、茯苓各10克，半夏、苍术、甘草各5克。水煎服，每日1次。

养生药膳

黄连姜汁茶

黄连3克，绿茶5克，姜汁5克。将黄连、绿茶用沸水冲泡，盖闷5分钟后倒入姜汁，每日2次。适用于夏季炎热导致的呕吐等。

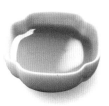

对湿热腹泻有很好的缓解作用。

⚠ 使用禁忌

● 脾胃虚寒者忌用。
● 阴虚伤津者忌用。
● 孕产妇以及经期女性禁用。

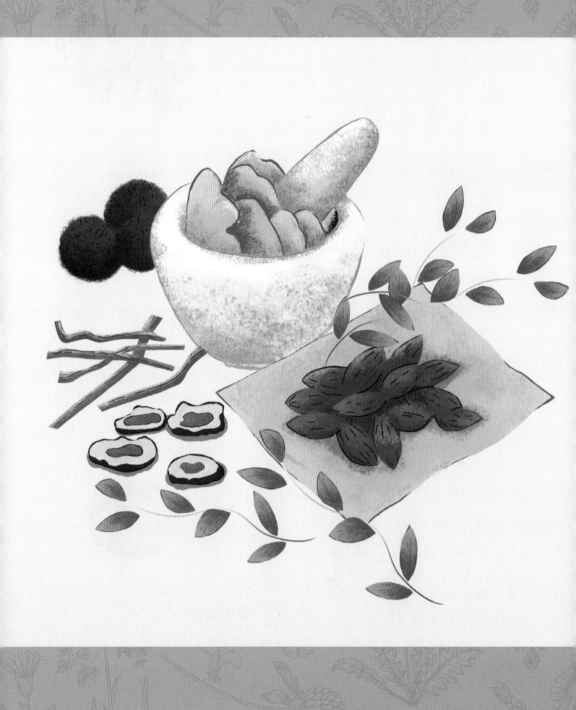

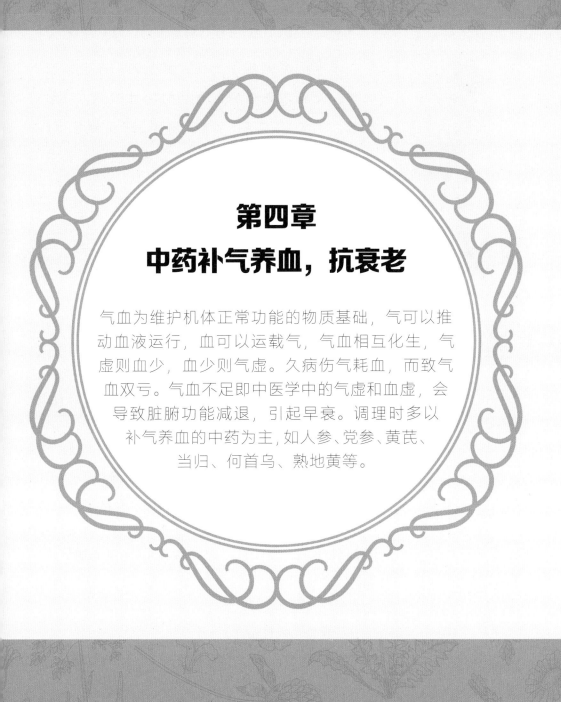

第四章
中药补气养血，抗衰老

气血为维护机体正常功能的物质基础，气可以推动血液运行，血可以运载气，气血相互化生，气虚则血少，血少则气虚。久病伤气耗血，而致气血双亏。气血不足即中医学中的气虚和血虚，会导致脏腑功能减退，引起早衰。调理时多以补气养血的中药为主，如人参、党参、黄芪、当归、何首乌、熟地黄等。

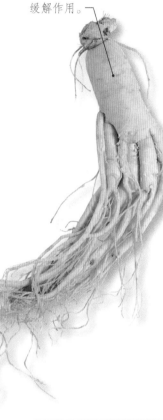

人参、大枣搭配炖汤,对脾虚、失眠等症有一定的缓解作用。

补气药
人参

人参别名鬼盖、土精,被列为"东北三宝"之首,是驰名中外的名贵药材。性微温,味甘、微苦,归肺经、脾经、心经、肾经。野生者名为"山参",栽培者名为"园参"。《药性论》记载,人参可"补五脏六腑,保中守神"。《本草汇言》中记载:"人参,补气生血,助精养神之药也。"

挑选

以身长,支粗大,浆足,纹细,芦头长,有圆芦及珍珠点,无霉变、虫蛀、折损者为佳。

使用禁忌

· 急性病或发热时不可服用。

· 高血压患者慎用。

养生功效

人参有大补元气、复脉固脱的作用,可治元气虚脱导致的四肢逆冷、大汗淋漓、脉微欲绝。人参还有补脾益肺的功效,对于肺气虚衰导致的气短喘促,脾气衰弱导致的倦怠乏力、食少便溏等症状有一定的缓解作用。

滋补养生方

含嚼

人参切片,每日3克,含口中至淡而无味时嚼食,可缓解疲劳。

泡酒

人参1支,灵芝30克,白酒750毫升。将2味药材浸泡在白酒中,7天后饮用,每次15毫升,每日1~2次。此酒有益智安神的作用。

配药治病方

■ 脾虚、食欲不振:炙甘草、人参、白术、茯苓各9克。水煎服。

党参有增强记忆力、助眠等功效。

党参

党参性平，味甘，归脾经、肺经，别名潞党参、防党参、上党参，是常用的补气中药。《本草从新》记载，党参"补中益气，和脾胃，除烦渴"。

养生功效

党参可补脾肺之气，可用于缓解肺脾气虚引起的倦怠乏力、大便溏稀、语声低微等症状。党参还能养血，对气血两虚所致的面色萎黄、短气懒言，以及气津两伤导致的气短口渴有很好的缓解作用。

滋补养生方

党参黄芪茶

党参、炙黄芪各10克，白术5克，大枣10枚，水煎代茶饮。此茶有提高免疫力的作用。

党参山药粥

党参10克，山药、薏苡仁各30克，大枣10枚，粳米100克，煮粥食用。此粥可以健脾益气。

配药治病方

- **清肺金、补元气、开声音、助筋力**：党参500克，沙参250克，桂圆肉200克。水煎浓汁，滴水成珠即可。每次服用15克，开水冲服。（参考《得配本草》）
- **泻痢与产后气虚脱肛**：党参、怀山药各10克，炙黄芪、白术、肉豆蔻、茯苓各8克，炙升麻3克，炙甘草3.5克。加适量生姜，水煎服。（参考《不知医必要》）

挑选
以条大纹多、肉质坚实者为佳。

使用禁忌
·正虚邪实证者不宜单独服用。
·服用党参时忌饮茶。
·不宜与藜芦同用。

黄芪

黄芪，又名绵芪、箭芪，始载于《神农本草经》，古代写作"黄耆"。李时珍在《本草纲目》中说："耆，长也。黄耆色黄，为补药之长，故名。"味甘，性微温，归肺、脾经。

黄芪可缓解虚胖浮肿等症。

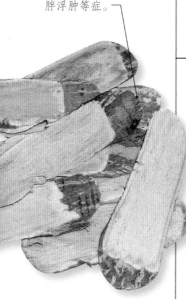

养生功效

黄芪有补中益气的功效，可用于脾胃气虚引起的倦怠无力、食欲缺乏、大便溏薄等；还有升阳举陷和利尿的作用，可缓解脾虚中气下陷所致的久泻脱肛、内脏下垂和气虚导致的水肿、小便不利等。

滋补养生方

黄芪山药粥

炙黄芪 30 克，山药 20 克，莲子、芡实各 10 克，粳米 100 克。将炙黄芪水煎 40 分钟后取出，用药汁煮其余药材和粳米成粥，分早、中、晚食用，能滋补肠胃。

黄芪红枣汤

生黄芪 15 克，红枣 5 枚，水煎，每日 1 剂，食枣喝汤。此汤可改善气血不足所致体弱多病。

配药治病方

■ **气虚血滞、肌肤麻木、半身不遂：** 黄芪 30 克，赤芍、桂枝各 15 克，生姜 10 克，大枣 10 枚。水煎，去渣，不拘时服。

■ **血虚阳浮发热证：** 黄芪 30 克，当归 6 克。水煎服。（参考《内外伤辨惑论》）

挑选
以根条粗长、皱纹少、质坚而绵、粉性足、味甜者为佳。

使用禁忌
·实证及阴虚阳盛者忌服。
·肺结核患者忌服。

山药

　　山药是薯蓣科植物薯蓣的干燥根茎。既可食用又可入药。山药性平，味甘，归肺经、脾经、肾经。《本草纲目》记载其能"益肾气，健脾胃，止泄痢，化痰涎，润皮毛"。

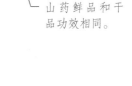

山药鲜品和干品功效相同。

养生功效

山药既能补脾养胃、生津润肺，又能补肾涩精，可用于缓解脾胃气阴两虚导致的消瘦乏力、饮食减少、大便溏稀，以及肺气阴两虚引起的全身乏力、声音低微、动辄气喘、口干不适等症状。

滋补养生方

山药粳米粥

干山药 20 克或新鲜山药 50 克，莲子、芡实、薏苡仁各 10 克，粳米 100 克。将上述食材和粳米洗净，加水适量，煮成粥食用。此粥可以缓解脾胃虚弱型腹泻。

山药烧排骨

排骨块 500 克，干山药 20 克，姜片、枸杞子、植物油、盐各适量。排骨块略汆。油锅烧热，入姜片、排骨块翻炒，加水，排骨烧至八成熟时，下山药、枸杞子，加盐调味即可。可平补脾胃，补充营养。

▷ 配药治病方

■ **病后体虚、食少疲乏：** 榛子 100 克，山药 50 克，党参 20 克，陈皮 15 克。水煎服。（参考《宁夏中草药手册》）

挑选

干品以质干、坚实、粉性足、色洁白者为佳；鲜品以质重、须毛多、色洁白、无异常斑点者为佳。

使用禁忌

· 饮食积滞者忌服。
· 老年人大便干结者忌服。

甘草

补脾益气｜清热解毒｜祛痰止咳

　　甘草性平，味甘，归心经、肺经、脾经、胃经。《神农本草经》记载，甘草可"主五脏六腑寒热邪气，坚筋骨，长肌肉"，其在中医临床治疗中的应用十分广泛。

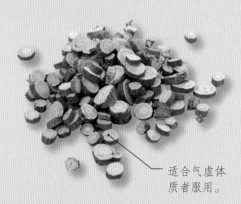

适合气虚体质者服用。

养生功效

甘草有补脾益气、止咳祛痰、缓急定痛的作用，可缓解心气虚引起的心胸隐痛、面色淡白、胸闷气短，以及脾胃虚弱引起的腹胀、便溏，伴有气短、少气懒言、疲倦等。

滋补养生方

■ **代茶饮**　甘草、金银花各 6 克，冰糖适量。将金银花与甘草冲入沸水泡 5 分钟，调入冰糖，代茶饮。可清热解毒，有效缓解喉咙疼痛及发炎等症状。

■ **煮汤**　蜜枣 8 枚，生甘草 6 克，将蜜枣、生甘草加清水 2 碗煎至 1 碗，去渣，每日 2 次，饮服。可补中益气，解毒润肺，止咳化痰。

配药治病方

■ **肺热咳嗽**：麦冬、北沙参各 12 克，黄芩、桔梗、杏仁各 9 克，甘草 6 克。水煎服。（参考《山东中草药手册》）

■ **秋燥伤胃阴**：玉竹、麦冬各 9 克，沙参 6 克，甘草 3 克。水煎，分 2 次服用。（参考《温病条辨》）

⚠ 使用禁忌

● 体内湿盛胀满者禁服。

● 不宜久服、多服。

● 不宜与海藻、甘遂、大戟、芫花同用。

大枣

补中益气｜养血安神｜健脾益胃

大枣性温，味甘，归脾经、胃经、心经。中医认为，大枣是脾胃虚弱患者的保健佳品。我国民间也有"日食三枣，长生不老"的说法。《本草纲目》记载："大枣味甘无毒，主心邪气，安中养脾，平胃气，通九窍，助十二经。"

养生功效

大枣有补中益气、养血安神的作用，可缓解脾胃虚弱所致的气短懒言、神疲体倦、饮食减少、脘腹胀满，以及心脾气血不足引起的失眠、健忘、惊悸、怔忡等症。

滋补养生方

- **煮粥**　大枣 10 枚，山药、莲子各 10 克，粳米 100 克。将大枣、山药及莲子洗净，与粳米同煮为粥，早、晚食用。经常食用此粥，能缓解食欲缺乏。

- **生吃**　每晚睡前 2 小时，嚼食大枣 3~5 枚，可以补虚益气、养血安神。

配药治病方

- **慢性肝炎（肝血不足型）：**大枣、花生、冰糖各 50 克。先煮花生，后下大枣、冰糖，水煎服。

- **咳嗽（风寒型）：**大枣、红糖各 30 克，生姜 15 克。用 500 毫升水煎煮后当茶饮。

⚠ 使用禁忌

- 湿热及痰湿体质者不宜食用。
- 孕妇不宜过量食用。

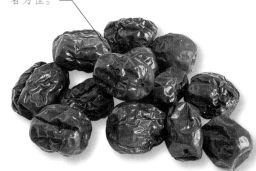

以色红、肉厚、核小、饱满、味香甜者为佳。

蜂蜜

润肠通便｜镇静安眠｜补脾润肺

蜂蜜性平，味甘，归肺经、脾经、大肠经。《本草纲目》记载，蜂蜜入药有五功：清热、补中、解毒、润燥、止痛。

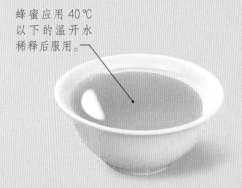

蜂蜜应用 40℃以下的温开水稀释后服用。

养生功效

蜂蜜有补脾的作用，可缓解脾胃虚弱引起的脘腹疼痛；还有润肺止咳的作用，可缓解燥邪伤肺引起的干咳、痰少而黏；还能润燥通便，缓解肠燥便秘等症。

滋补养生方

- **代茶饮**　柚子 1 个，冰糖、蜂蜜各适量。将柚子皮切丝，柚子肉用榨汁机搅碎，加水、冰糖各适量，小火煮 2 小时至黏稠。放凉，加入适量蜂蜜，密闭冷藏 3 日后即可，食用时用温水冲泡。此茶有美容、通便的作用。

- **炖服**　蜂蜜 30 克，鸡蛋 1 个，三七粉 3 克。鸡蛋打成蛋液，加三七粉拌匀，隔水炖熟后加蜂蜜调匀服食。此品可疏肝理气、和胃健脾，对胃和十二指肠溃疡之上腹疼痛、呕吐，伴恶心、嗳气等有较好的缓解作用。

配药治病方

- **胃溃疡：**每日早饭、午饭前 1 小时及晚饭后 3 小时取蜂蜜 1~2 汤匙，温水冲服，有健脾止痛、促进溃疡愈合的作用。

- **慢性咽喉炎：**蜂蜜 30 克，白萝卜汁 100 毫升，搅拌均匀后服用。

⚠ 使用禁忌

- 胃酸过多者慎用。
- 痰湿体质及大便溏泄者不宜服用。

白术

补 气 健 脾 ｜ 燥 湿 利 水 ｜ 消 食 和 胃

白术，别名冬白术、于术，性温，味苦、甘，归脾经、胃经。《医学启源》记载，白术有"除湿益燥，和中益气，温中，去脾胃中湿，除胃热，强脾胃，进饮食"等诸多功效。

养生功效

白术有健脾益气止汗的作用，可用于体虚所致的自汗、恶风、感冒，以及脾气虚弱所致的面色少华、体倦乏力、溏泄等；还有燥湿利水的作用，对水湿、痰饮、水肿以及小便不利有效。

滋补养生方

▪ **研末** 生白术适量，研成细末，每次服用 10 克，每日 3 次，服 3~5 日。适用于肠燥便秘。

▪ **煮汤** 炒白术、黄芪各 15 克，丁香 1 克，猪骨 500 克，米醋、盐各适量。将所有材料清洗干净后，一同放入锅中，加适量水，大火煮沸后转小火煲 2 小时，再加米醋、盐调味。此汤适用于肾阳虚衰所致的骨质疏松。

配药治病方

▪ **术后便秘：**生白术 60 克，生地黄 30 克，升麻 3 克。每日 1 剂，水煎服，每日服 2 次。

▪ **老人自汗、气短、头晕：**炒白术 20 克，参须 10 克，浮小麦 15 克。水煎服用，每日 1 剂，每日服 2 次。

⚠ 使用禁忌

● 阴虚燥渴者慎用。

● 气滞胀闷者不宜服用。

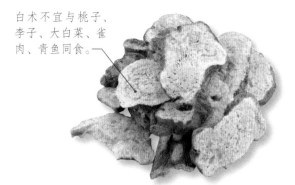

白术不宜与桃子、李子、大白菜、雀肉、青鱼同食。

补血药
当归

补血活血｜调经止痛｜润燥滑肠

　　许多传统的中药方剂都离不了当归，有"十方九归"之说，当归也因此被尊为"药王""血中圣药"。当归性温，味甘、辛，归脾经、心经、肝经。《本草图说》中说："因该药能使气血各有所归，故名当归。"

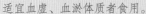
适宜血虚、血淤体质者食用。

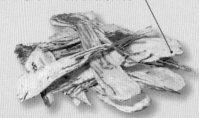

养生功效

当归有养血补血、调经止痛、润肠通便的作用，可用于气血亏虚引起的面色萎黄、头昏头晕、目眩、失眠，血虚或血淤导致的月经不调、痛经、经闭、产后腹痛或崩漏下血以及血虚肠燥便秘等。

滋补养生方

- **煮粥**　当归 6 克，粳米 50 克，大枣 5 枚。当归水煎，去渣取汁。粳米、大枣加当归药汁及适量水，煮至米烂粥稠。每日早、晚温热食，能活血调经。

- **炖汤**　当归 6 克，黄芪 20 克，猪肝 200 克，盐、料酒各适量。将猪肝洗净切片，放入当归、黄芪，加水适量，炖煮约 1 小时至熟，加盐、料酒各少许调味，食肝喝汤，有益气补血的功效。

配药治病方

- **冠心病（气虚血淤型）**：当归 10 克，川芎、丹参各 5 克。加水适量，煎煮 2 次，每次半小时，合并药汁服用。

- **高血压（冲任不调所致）**：仙茅、淫羊藿、巴戟天、知母、黄柏、当归各等分，煎成浓缩液。每日 2 次，每次 25~50 毫升，温开水冲服。可温肾阳、养血气，尤其适合女性服用。

⚠ 使用禁忌

- 湿阻中满及腹胀、腹泻者慎用。
- 体内火热所致出血者慎用。
- 孕妇或月经过多者禁用。

白芍

养血调经 ｜ 敛阴止汗 ｜ 柔肝止痛

白芍，别名白芍药。其性微寒，味苦、酸，归肝经、脾经。《神农本草经》中记载，白芍"主邪气腹痛，除血痹，破坚积，治寒热疝瘕，止痛，利小便，益气"。

养生功效

白芍具有养血调经、平抑肝阳、柔肝止痛、敛阴止汗的功效。对于血虚所致面色苍白或萎黄，口唇、指甲淡白；肝阴不足引起的胁肋隐痛，以及筋脉失养导致的手足挛急作痛，肝阳上亢导致的头痛头胀、眩晕耳鸣、情绪急躁等症均有一定的缓解作用。

滋补养生方

- **代茶饮** 白芍、茯苓各10克，灵芝6克，酸枣仁15克，远志9克，蜂蜜适量。所有药材加水煎煮后取汁，加入适量蜂蜜拌匀之后饮用。每日1剂，连服7日。此茶有补心血、安心神的功效。

配药治病方

- **抽筋（血虚型）：** 白芍20~50克，甘草10克。水煎饮用。
- **类风湿性关节炎：** 白芍30克，五加皮、甘草各10克。水煎饮用。

⚠ 使用禁忌

- 阳衰虚寒者不可单独服用。
- 易腹泻人群慎服。

白芍与藜芦药性相畏，不可搭配使用。

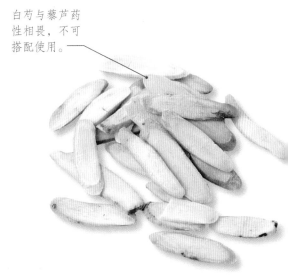

熟地黄

补血滋阴 | 益精填髓 | 强心利尿

熟地黄性微温，味甘，归肝经、肾经。熟地黄可滋阴、补血。《本草纲目》记载，其有"填骨髓，长肌肉，生精血，补五脏内伤不足，通血脉，利耳目，黑须发"等诸多功效。

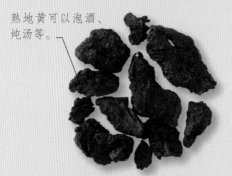

熟地黄可以泡酒、炖汤等。

养生功效

熟地黄有养血滋阴、补精益髓的功效，可用于缓解血虚所致面色萎黄、头昏目眩、心慌、月经不调、崩漏，肝肾阴虚所致的目眩、耳鸣，糖尿病所致口渴、尿多、善饥欲食，以及须发早白等。

滋补养生方

▪ **泡酒**　熟地黄 100 克，人参 20 克，枸杞子 50 克，白酒 2 000 毫升。将所有药材浸泡 7 日后饮用。此酒适用于病后体虚、贫血、营养不良、神经衰弱等。

▪ **煮粥**　熟地黄 30 克，粳米 50 克。将洗净的熟地黄用纱布包扎，放入砂锅内，加适量水，大火煮沸后改用慢火煎汁，与粳米同煮粥，粥熟后除去药包即可。适于阴虚型妊娠贫血。

配药治病方

▪ **月经不调**：熟地黄 20 克，当归、白芍各 10 克，川芎 5 克。水煎服用。

⚠ 使用禁忌

● 气滞痰多者忌用。

● 腹部胀满、食欲不佳者忌用。

何首乌

补 益 精 血 | 解 毒 截 疟 | 润 肠 通 便

何首乌性微温，味苦、甘、涩，归肝经、肾经、心经。
李时珍在《本草纲目》中记载："能养血益肝，固精益肾，
健筋骨，乌髭发，为滋补良药。不寒不燥，功在地黄、
天门冬诸药之上。"

养生功效

何首乌有补肝肾、益精血的作用，
可用于肝肾精亏所致的眩晕耳鸣、
腰膝酸软、遗精、须发早白，久病、
年老体弱者血虚肠燥便秘，以及
血燥生风所致的皮肤瘙痒、瘰疬、
痔疮等症。

滋补养生方

- **代茶饮**　何首乌适量，沸水冲泡
代茶饮。常饮有乌发作用。

- **煮粥**　何首乌 30~60 克，粳米
100 克，大枣 3~5 枚，红糖适量。
何首乌煎取浓汁，去渣后与粳米、
大枣加水共煮成粥，加红糖调味。
早、晚温热后分服，可用于肝肾
亏虚患者。

配药治病方

- **神经衰弱**：制首乌 15 克，夜
交藤、酸枣仁各 10 克，大枣
10 枚。用水煎煮后，分早、晚
服用，有补肾安神的功效。

- **气管炎**：何首乌 15 克，灵芝、
党参各 10 克，大枣 7 枚。水煎
煮 2 次，合并药液，分早、晚服用，
有益气固本、补肾止咳的功效。

⚠ 使用禁忌

- 大便溏泄及湿热者慎用。
- 脾胃虚弱者不宜服用。
- 不宜长期、过量服用。

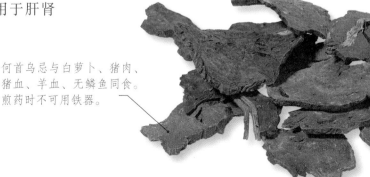

何首乌忌与白萝卜、猪肉、
猪血、羊血、无鳞鱼同食。
煎药时不可用铁器。

阿胶

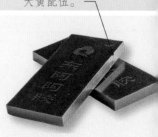

阿胶不能与大黄配伍。

阿胶性平，味甘，归肺经、肝经、肾经，为补血佳品。《本草纲目》中称其为"圣药"，与人参、鹿茸并称"中药三宝"。阿胶含有多种蛋白质、氨基酸、钙等，可改善血钙平衡，促进红细胞生成。

 ### 如何挑选优质阿胶

宜选择表面光滑闪光、透如琥珀、硬脆、不软化、微甜、大小厚薄均匀者。

滋补养生方

阿胶具有补血滋阴、润燥、止血的功效，多用于血虚萎黄、眩晕心悸、肌萎无力等症，尤其适合出血而致的血虚者食用。

 ■ **煮粥** 阿胶、玫瑰花各10克，粳米适量。将玫瑰花煎煮，去渣取汁，加粳米煮粥，熟时调入打碎的阿胶。此粥能活血养颜。

 ■ **蒸服** 阿胶、银耳各5克，冰糖适量。将银耳水发洗净后与打碎的阿胶一同放入碗中，隔水蒸约3小时，可加少许冰糖调味。能润肺止咳。

 ## 配药治病方

咳嗽（体虚型）：阿胶、贝母、杏仁各10克，百部、五味子、炙甘草各5克。除阿胶外，其余诸药用水煎2次，合并药汁。阿胶打碎，分为2份，用热药汁溶化，早、晚服用。

 ## 养生药膳

阿胶牛肉汤

阿胶15克，牛肉100克，米酒、生姜、盐适量。将牛肉去筋膜，切片，姜洗净，切片。牛肉与生姜、米酒一起放入砂锅，加水，大火煮沸，改文火煮30分钟，加入阿胶及盐即可。可用于脾虚、气血不足之一切证候。

有温中补血的作用。

 ## 使用禁忌

● 感冒患者慎用。

● 月经期女性忌服。

桂圆肉

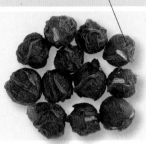

可直接干吃，也可泡茶或做成药膳。

桂圆肉性温，味甘，归心经、脾经，有"南国人参"之称，对贫血、失眠等症均有一定调理功效。《药品化义》中记载："桂圆，大补阴血。"

如何挑选优质桂圆肉

以个大、肉厚、质细软、色黄、半透明、味浓甜者为佳。

滋补养生方

桂圆肉有补益心脾、养血安神、补虚长智的功效。适用于气血不足所致的惊悸、怔忡、失眠、健忘、血虚萎黄、月经不调、崩漏等。

■ **煮汤** 桂圆肉15克，莲子、芡实各20克。将三者同煮汤食用。每日1~2次。可以补血安神。

■ **煮粥** 桂圆肉30克，粳米100克。桂圆肉与粳米加适量水同煮成粥。有补气血、安心神的作用。

配药治病方

脾虚泄泻：桂圆干14粒，生姜3片。煎汤服。

妇人产后浮肿：桂圆干、生姜、大枣。煎汤服。

养生药膳

桂圆枸杞鸡汤

鸡肉400克，桂圆10粒，枸杞子10克，盐适量。鸡肉洗净，切块，放入滚水中氽烫后捞出，冲洗后与桂圆、枸杞子一起煮汤，先用大火煮沸，然后改小火炖30分钟，加盐调味即可。

适用于儿童发育迟缓及成年人头晕、耳鸣等症。

⚠ 使用禁忌

● 体内有火、气滞有痰者忌用。

● 风热感冒者忌用。

● 孕妇忌用。

桑葚

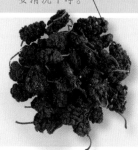

桑葚吃之前
要清洗干净。

桑葚性寒，味甘、酸，归肝经、肾经、心经，为桑科植物桑的果实，味甜甘美，不仅可供药用，亦可食用。《食疗本草》记载："食之补五脏，耳目聪明，利关节，和经脉，通血气，益精神。"

如何挑选优质桑葚

以颗粒饱满、个大、质坚实、外表呈紫红色者为佳。

滋补养生方

桑葚有补血滋阴、生津润燥的功效，可用于血虚所致的面色苍白或萎黄、眩晕耳鸣、心悸失眠、须发早白、血虚便秘等。

泡酒　鲜桑葚 500 克，白酒 1 000 毫升。桑葚洗净浸泡在白酒中，1~2 个月后即可饮用。每次 1 小杯，每日 2 次。能缓解神经衰弱导致的头晕目眩、失眠健忘等症状。

代茶饮　桑葚干 10 粒，枸杞子 10 粒，干玫瑰 5 朵。所有食材放入茶杯中，加入沸水冲泡即可。此茶可美容养颜、生津润肺。

配药治病方

病后体弱：玉竹、何首乌、黄精、桑葚各 10 克。水煎服，每日 1 剂，分 2 次服用。

养生药膳

桑葚枸杞粥

桑葚干 20 克，枸杞子 10 克，粳米 150 克，大枣 3 个，冰糖适量。将大枣和粳米一起熬粥，待粥煮熟后，最后加入桑葚、枸杞子再煮 5 分钟左右，加点冰糖调味，即可食用。可养血生发，适合面色苍白、阴血亏损者食用。

有健脾温胃、丰肌泽肤、乌发固齿的功效。

使用禁忌

- 脾胃虚寒者忌用。
- 糖尿病患者忌服。

木耳

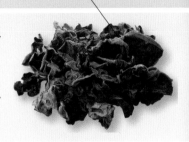

不要一次性泡发过多。

木耳性平，味甘，归肺经、肝经、脾经、胃经、大肠经。《神农本草经》中对木耳有这样的记载："桑耳黑者，主女子漏下赤白汁，血病，癥瘕积聚，阴痛。"

如何挑选优质木耳

优质黑木耳耳大肉厚，耳面呈深黑色，耳瓣略展，朵面乌黑有光泽，耳背呈暗灰色，无结块，气味清香。

滋补养生方

木耳有补气养血、润肺止咳、止血、降压的功效。

- **煮酒** 鲜木耳15克，米酒适量。将鲜木耳加入米酒中煮熟食用，适用于产妇祛瘀散寒之用。

- **煮粥** 薏苡仁、糯米各25克，木耳10克，猪肝50克。干木耳泡发，猪肝切碎末，薏苡仁、糯米洗净，上述材料加适量水煮粥食用。能补血养颜，改善缺铁性贫血。

配药治病方

高血压、眼底出血：木耳3~6克，冰糖5克，加清水适量，慢火炖汤，于睡前1次顿服。每日1剂，10天为1个疗程。（参考《药用寄生》）

养生药膳

益母草木耳汤

益母草50克，木耳30克，白糖30克，枸杞子适量。益母草用纱布包好，扎紧口。木耳水发后去蒂洗净，撕成碎片。锅置火上，放入适量清水加入药包、木耳，煎煮30分钟，取出药包，放入白糖、枸杞子，略煮即可。

此汤具有养阴清热、活血化瘀的作用。

⚠ 使用禁忌

- 木耳泡发时间不宜过久。
- 有出血性疾病的人不宜食用。
- 虚寒、溏泻者慎服。

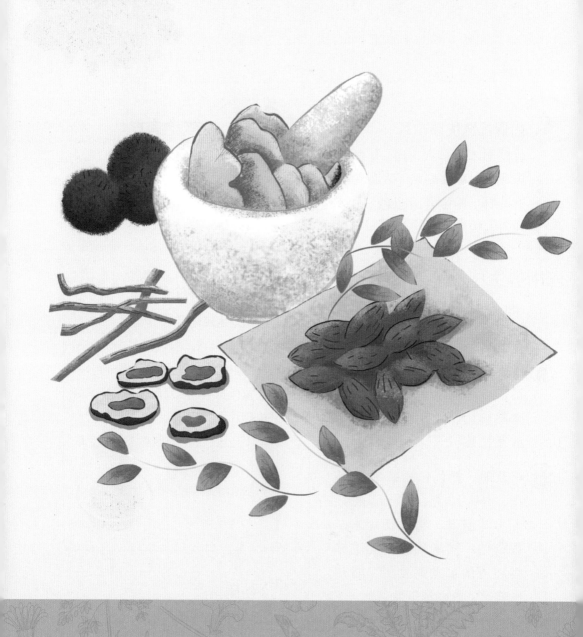

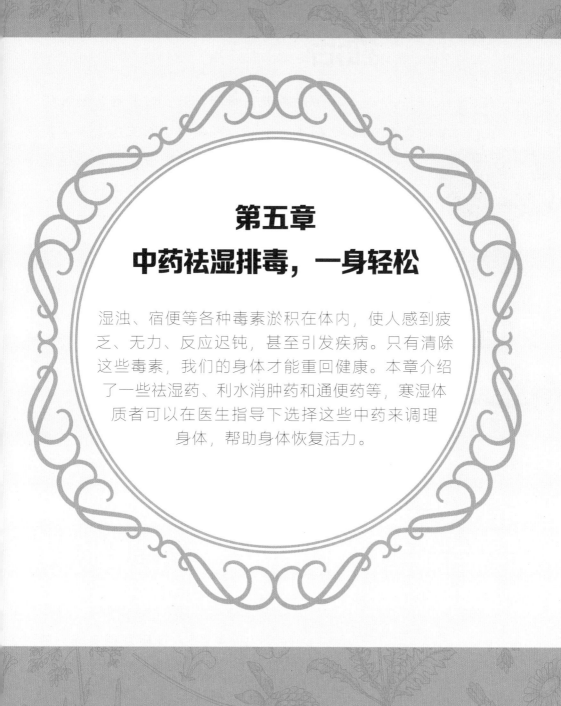

第五章
中药祛湿排毒，一身轻松

湿浊、宿便等各种毒素淤积在体内，使人感到疲乏、无力、反应迟钝，甚至引发疾病。只有清除这些毒素，我们的身体才能重回健康。本章介绍了一些祛湿药、利水消肿药和通便药等，寒湿体质者可以在医生指导下选择这些中药来调理身体，帮助身体恢复活力。

祛湿药
独活

　　独活性微温，味辛、苦，归肾经、膀胱经，别名独摇草、独滑、长生草、胡王使者。《药性论》记载，独活可"治中诸风湿冷、奔喘逆气、皮肌苦痒、手足挛痛、劳损，主风毒齿痛"。

对风寒湿痹、风寒挟湿表证有较好的缓解作用。

挑选
以条粗壮、质软、香气浓郁者为佳。

使用禁忌
·阴虚血燥者慎服。

养生功效

独活具有祛风胜湿、散寒止痛的功效，可缓解风寒湿痹、腰膝疼痛、手足疼痛、少阴头痛、齿痛、皮肤瘙痒等症。尤以下部（腰膝部）之痹痛更为适宜。

滋补养生方

独活煮鸡蛋

独活9克，鸡蛋2个。二者同煮，等鸡蛋熟后，剥去鸡蛋壳，再与药汁一起煮10分钟，吃蛋喝汤。此方能改善头晕、头痛，缓解关节头痛。

独活猪肉汤

独活12克，黑豆60克，猪瘦肉250克，生姜2~3片。独活和黑豆洗干净以后浸泡半小时左右，和猪瘦肉、生姜放在锅里，加入清水，煮沸以后小火炖1小时。有祛风止痛、通经活络的功效。

独活茶

9克独活用沸水500毫升冲泡，盖闷15分钟后代茶饮用。每日1剂，分数次饮完。能缓解风寒感冒引起的头痛、恶寒、发热、身体疼痛、腰腿酸痛。

＞配药治病方

- **少阴寒郁头痛**：独活15克，防风6克。水煎服。（参考《本草汇言》）

五加皮有小毒，须
在医生指导下使用。

五加皮

　　五加皮性温，味辛、苦，归肝经、肾经，自古被视为抗衰老良药，被称为"木本人参"。载于《神农本草经》，被列为上品。

养生功效

五加皮具有祛风湿、补肝肾、强筋骨、利水的功效，可缓解风湿痹痛、腰膝疼痛、筋脉拘挛、筋骨痿软、体虚乏力、水肿、小便不利、脚气等症。

滋补养生方

五加皮制丸

五加皮、杜仲各等分。将以上2味中药研成细末，酒糊为丸，如梧桐子大。每次服30丸，温酒送服。可缓解腰痛。(参考《卫生家宝汤方》)

五加皮乌骨鸡汤

乌鸡肉90克，五加皮15克，巴戟天9克，杜仲24克，同煮2小时，加入调味品适量，随意饮用。适用于肝肾不足引起的筋骨痿弱、四肢无力、腰膝酸软、头发脱落等。

▷配药治病方

- **小儿筋骨痿软、行走较迟：** 五加皮9克，茜草、木瓜、牛膝各6克。水煎服。(参考《宁夏中草药手册》)
- **风湿性关节炎：** 穿山龙、白鲜皮、五加皮各15克，白酒500毫升，泡24小时，日服10毫升。(参考《陕甘宁青中药选》)

挑选
以干燥、色黄质轻、不易折断、干净无杂质者为佳。

使用禁忌
·阴虚火旺者慎服。
·脾胃虚寒者忌服。

苍术

苍术性温，味辛、苦，归脾经、胃经、肝经。《本草纲目》称其可"治湿痰留饮……及脾湿下流，浊沥带下，滑泻肠风"。

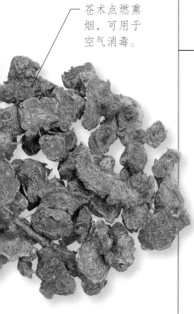

苍术点燃熏烟，可用于空气消毒。

养生功效

苍术有燥湿、健脾胃的功效，可用于湿阻脾胃引起的脘腹胀满、食欲缺乏、倦怠乏力、舌苔白腻厚浊等；还有散寒祛风的作用，可用于风湿痹痛、风寒表证；还可缓解夜盲和眼目昏涩。

滋补养生方

苍术外用

苍术、黄芩、黄柏各15克，加水1500毫升，煎至600~700毫升，过滤。用药液洗患处，每日1次，病情重者2次，每次20分钟左右。此方对湿疹的治疗有一定的辅助作用。

配药治病方

- **风湿关节痛**：藁本、苍术、防风各9克，牛膝12克。水煎服。（参考《青岛中草药手册》）
- **脾胃不和、不思饮食**：炙甘草75克，苍术200克，厚朴、陈皮各125克。将以上4味中药研成细末，炼蜜为丸，如梧桐子大。每服10丸，盐汤嚼下。（参考《王氏博济方》）

挑选

以质地坚实、断面朱砂点多、香气浓者为佳。

使用禁忌

·阴虚内热、出血者禁服。

·气虚多汗者慎服。

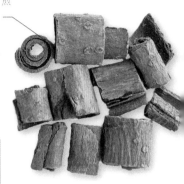

体外实验证明，厚朴煎剂有良好的抗菌作用。

厚朴

厚朴，别名厚皮、重皮、赤朴、川朴等。《神农本草经》记载，厚朴"主中风，伤寒，头痛，寒热，惊悸，气血痹，死肌，去三虫"。厚朴味苦、辛，性温，归脾经、胃经、肺经、大肠经。

养生功效

厚朴具有行气消积、燥湿除满、降逆平喘的功效，可用于缓解食积气滞、腹胀便秘、湿阻中焦、脘痞吐泻、痰壅气逆、胸满喘咳、梅核气等。

滋补养生方

厚朴洋参汤

厚朴、西洋参各15克，陈皮、柴胡、石斛各9克。将5种原料以清水滤洗，放入砂锅内，加入3碗水，煎取汁液即可。代茶饮，此汤适用于慢性胃炎患者。

夏朴蜜汁

半夏、厚朴各6克，蜂蜜适量。将半夏、厚朴煎取药汁，然后加入蜂蜜调味。可缓解烦躁不安、脘腹胀满等症。

配药治病方

- **腹满、大便燥结：**厚朴10克，大黄20克，枳实5枚。水煎，去渣，温服。每天1剂，以利为度。（参考《金匮要略》）
- **腹胀、腹泻：**茉莉花、厚朴各6克，木香9克，山楂30克。水煎服。（参考《青岛中草药手册》）

挑选

以皮厚、肉细、油性大、香气浓者为佳。

使用禁忌

- 气虚津亏者慎用。
- 孕妇慎用。

砂仁

　　砂仁性温，味辛，归脾经、胃经、肾经，是姜科植物阳春砂、绿壳砂或海南砂的干燥成熟果实。《日华子本草》中记载："治一切气，霍乱转筋，心腹痛。"

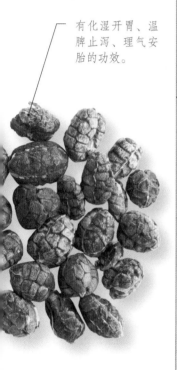

有化湿开胃、温脾止泻、理气安胎的功效。

养生功效
砂仁有健脾化滞、消食的功效，可用于湿阻或气滞所致脘腹胀痛，尤其对寒湿气滞诸症更为适宜；对脾胃虚寒导致的吐泻也有效。

滋补养生方
砂仁泡酒
砂仁、佛手、山楂各30克，米酒500毫升。砂仁、佛手、山楂一起浸入米酒中，7日后可饮用。每日早、晚各1次，每次15~30毫升。此药酒适用于月经后期，伴经期延后、量少色暗有瘀块，小腹及胸胁、乳房胀闷不舒等。

砂仁蒸猪腰
砂仁3克，猪腰1个，油、盐各适量。砂仁研末，猪腰洗净切片，以砂仁拌匀，加油、盐少许调味，上笼蒸熟食用。有滋补肝肾的作用。

配药治病方
▪ **消食、和中、下气、止心腹痛**：砂仁炒研，袋盛浸酒，煮饮。（参考《本草纲目》）
▪ **心腹诸痛属半虚半实者**：丹参30克，檀香、砂仁各4.5克。水煎服。（参考《时方歌括》）

挑选
以个大、坚实、仁饱满、香气浓者为佳。

使用禁忌
· 阴虚血燥、火热内炽者慎服。
· 不宜久煎。

藿香可开胃、止呕。

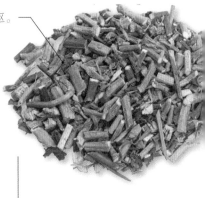

藿香

藿香，别名土藿香、大叶薄荷、鸡苏、猫尾巴香、排香草等。藿香味辛，性温，归胃经、肺经、脾经。《本草图经》记载，藿香可"治脾胃吐逆"。

养生功效

藿香具有祛暑解表、化湿和胃、止呕的功效，可缓解感冒、寒热头痛、胸脘痞闷、呕吐泄泻、疟疾、痢疾、口臭等湿阻中焦之症。

滋补养生方

茉莉荷叶藿香茶

藿香6克，茉莉花、青葙花各3克，荷叶10克。以开水浸泡，时时饮服。此茶可用于夏季暑湿感冒、发热头胀、脘闷少食、小便短少。

藿香蜜饮

藿香、干姜、肉桂、砂仁各0.3克，甘草3克，白术、茯苓、陈皮、泽泻各15克。将以上9味中药研成细末，用蜂蜜水调服，每天1剂。此方对虚寒性腹泻的治疗有一定的辅助作用。

配药治病方

- **子宫不收：**荆芥穗、藿香叶、臭椿树皮。煎汤熏，即入。（参考《世医得效方》）
- **急性胃肠炎：**藿香6克，苍术9克，厚朴6克，清半夏9克，陈皮6克，甘草3克。水煎服。

挑选
以质坚、暗绿色、气味芳香、味微苦而辛者为佳。

使用禁忌
·阴虚血燥者忌服。
·孕妇忌用。
·不宜久煎。

陈皮

陈皮，别名广陈皮、广皮，性温，味辛、苦，归脾经、肺经，为芸香科植物橘及其栽培变种的干燥成熟果皮，因以其储藏时间久者为贵，故称"陈皮"。

储存期不足3年的称果皮或柑皮，储存期足3年或以上的才称为陈皮。

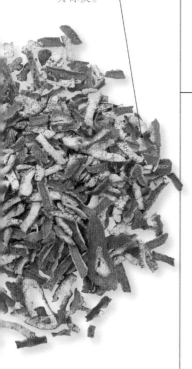

养生功效

陈皮有燥湿化痰的功效，可用于缓解痰湿壅肺引起的咳嗽、咳痰等；还有理气健脾的作用，可用于缓解脾肺气滞引起的胸膈痞满、消化不良、恶心呕吐、脘腹胀满等。

滋补养生方

陈皮麦芽粥

陈皮6克，生麦芽30克，鸡内金、槟榔各10克，糖适量。鸡内金、槟榔、陈皮煎煮半小时，去渣，加生麦芽煮成粥，再加适量糖调味即可。此粥能消导积滞。

陈皮荷叶山楂茶

陈皮、荷叶各15克，新鲜山楂30克（或干山楂15克），生槐花5克。上述药材装入小纱布袋里，加适量水，先大火煮开，再中火熬煮半小时即可。取汁代茶饮，能消脂化积。

配药治病方

■ **病后体虚，食少疲乏：** 榛子100克，山药50克，党参20克，陈皮15克。水煎服。

保存
置于通风干燥处密封保存。

使用禁忌
·胃热者忌服。
·哺乳期女性忌服。

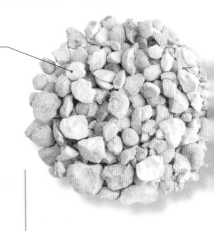

半夏有毒，须在医生指导下使用，且要少量使用。

半夏

半夏性温，味辛，有毒，归脾经、胃经、肺经，为天南星科植物半夏的干燥块茎。半夏能行水湿、降逆气，善祛脾胃湿痰。临床用名有：生半夏、清半夏、姜半夏、法半夏、半夏曲、炒半夏曲等。

养生功效

半夏有燥湿化痰、降逆止呕的功效，可用于脾湿痰壅之痰多、咳喘、气逆，以及风痰吐逆、湿痰上犯之眩晕、心悸、失眠，还有疏风止痛的作用，可用于头痛肢麻、半身不遂、口眼歪斜等症。

滋补养生方

半夏山药粥

半夏6克，山药30克，粳米60克，白糖适量。山药研末。先煮半夏，取汁，加入粳米中煮至米熟，再加入山药末再煮沸，调入白糖拌匀。空腹食用，能降逆止呕。

配药治病方

- **腹泻（食伤型）**：半夏、木香、陈皮、神曲各10克，黄连、甘草各5克。水煎当茶饮，时时饮之。
- **胃气不和、呕哕不安**：半夏12克，生姜适量。半夏煎汤取汁，生姜榨汁，将两种药汁一同煎沸，分4次服用，有开胃和中的功效。

挑选
以个大、色白、质坚实、粉性足者为佳。

使用禁忌
·阴虚燥咳、津伤口渴者忌用。
·出血症及燥痰者忌用。
·孕妇忌用。
·反乌头。

利水消肿药
茯苓

利水渗湿｜健脾和胃｜养心安神

茯苓性平，味甘、淡，归心经、肺经、脾经、肾经。古人称茯苓为"四时神药"。李时珍在《本草纲目》中称茯苓是由"松之神灵之气，伏结而成"。

适用于心神不安、惊悸、失眠、心慌等症。

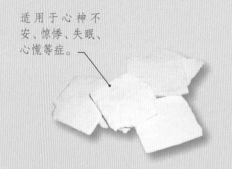

养生功效

茯苓有利水渗湿的功效，可用于水湿内停导致的头眩、咳嗽、水肿等症；还有健脾的作用，可用于脾胃虚弱引起的便溏或泄泻。

滋补养生方

- **煮粥** 茯苓20克，黑芝麻6克，粳米60克。茯苓切碎，放入锅内煎汤，再放入黑芝麻、粳米煮粥即可。此粥能提神利湿。

- **做糕** 茯苓粉50克，面粉450克，发酵粉适量。在茯苓粉与面粉中加入适量发酵粉，揉面团发酵，制糕，用大火蒸熟，早餐食用。此糕点有宁心安神的作用。

配药治病方

- **慢性胰腺炎**：茯苓、山药各20克。水煎服用。
- **阳痿、早泄**：茯苓10克，芡实15克。水煎服用。

⚠ 使用禁忌

- 虚寒精滑者忌用。
- 肾虚多尿者忌用。
- 气虚下陷者慎用。

薏苡仁

利 水 渗 湿 ｜ 健 脾 止 泻 ｜ 清 热 排 脓

薏苡仁又称薏米，为禾本科多年生植物薏米的干燥成
熟种仁，其性凉，味甘、淡，归脾经、胃经、肺经，不仅
是治病良药，亦是食疗佳品。

养生功效

薏苡仁有健脾止泻、利水渗湿、除
痹的功效，可用于脾虚湿滞导致的
泄泻、湿痹、筋脉拘挛、屈伸不利、
水肿、脚气、肺痿、肺痈、肠痈、
淋浊、白带、扁平疣。现代医学证
明，薏苡仁有提高免疫力、降血糖、
抗炎等作用。

滋补养生方

- **煮汤**　薏苡仁、赤小豆各 50 克，
山药 15 克，梨 200 克，冰糖适量。
梨去皮，洗净切块。其余材料洗净，
放入锅中，加水适量，大火煮沸后
转小火煮约 30 分钟，再加梨煮至豆
熟，调入冰糖即可。此汤能化痰除湿。
- **煮粥**　薏苡仁、粳米各 25 克，干
木耳 10 克，猪肝 50 克。木耳泡发，
猪肝切碎末，薏苡仁、粳米分别洗净，
加适量水共煮粥食用。此粥可改善
缺铁性贫血，还能养颜嫩肤。

配药治病方

- **肺痈吐血：** 桔梗 9 克，冬瓜仁
12 克，薏苡仁 15 克，芦根 30 克，
金银花 30 克。水煎服。（参考《青
岛中草药手册》）
- **老幼脾肾虚热及久痢：** 芡实、
山药、茯苓、白术、莲肉、薏苡仁、
白扁豆各 120 克，人参 30 克。俱
炒燥为末，每次 5 克，白汤调服，
每日 1~2 次。

⚠ **使用禁忌**

- 脾胃虚寒者慎用。
- 滑精及小便多者慎用。
- 大便干结者慎用。
- 孕妇禁用。

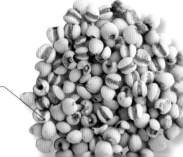

粒大充实、色白、
无破碎者为佳。

冬瓜皮

利水消肿 | 清热解暑 | 清热排脓

冬瓜皮为葫芦科植物冬瓜的干燥外层果皮,也叫白瓜皮。将冬瓜洗净,削取外层果皮,晒干即成。《滇南本草》记载,冬瓜皮可"止渴,消痰,利小便"。

冬瓜皮与牛皮胶配伍,可治折伤损痛。阴干为末涂之。

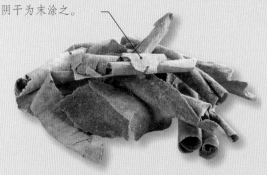

养生功效

冬瓜皮具有利水消肿、清热解暑的功效,可缓解水肿胀满、小便不利、泄泻、疮肿、暑热口渴、小便短赤等症。

滋补养生方

- **代茶饮** 冬瓜皮适量。水煎,去渣,代茶饮。此饮可缓解小便不利。
- **研末** 冬瓜皮15克。烧灰研末,温酒送服。可治损伤腰痛。

配药治病方

- **肾炎、小便不利、全身水肿:** 冬瓜皮、西瓜皮、白茅根各18克,玉米须12克,赤小豆90克。水煎,去渣,取汁,早、晚分2次服用。
- **咳嗽:** 冬瓜皮15克,蜂蜜适量。冬瓜皮水煎,去渣,取汁,加蜂蜜温服。
- **肝硬化腹水:** 蓟茅根60克,鸡内金6克,女贞子12克,旱莲草12克,柏子仁12克,生地黄15克,冬瓜皮9克,陈葫芦9克,车前子9克。水煎服。

⚠️ 使用禁忌

- 身体虚弱者忌服。
- 营养不良导致虚肿者慎服。

玉米须

利湿通淋｜平肝利胆｜清热止血

玉米须为禾本科植物玉蜀黍的花柱和柱头，性平，味甘。《现代实用中药》中记载，玉米须为利尿药，对肾脏病、浮肿性疾患、糖尿病等有效。玉米须还可治疗胆囊炎、胆结石、肝炎性黄疸等疾病。

养生功效

玉米须有利水消肿、利湿退黄的功效，可缓解水肿、小便不利、黄疸；还能用于吐血、衄血和尿血。玉米须还有降血压、降血糖的作用。

滋补养生方

■ **煮汤** 玉米须30克，豆腐300克，水发香菇5朵，盐适量。玉米须煮汤取汁，豆腐洗净切块，香菇洗净切片。将豆腐块、香菇片放入汤汁中熬煮，熟后加盐调味即可。此汤能降血脂、降血压。

■ **代茶饮** 玉米须30克，白茅根30克，大枣8个。用冷水浸泡以上3味药1小时后，文火煎煮40分钟，分2次吃枣喝汤。可清热、利胆、排石。

配药治病方

■ **尿血**：玉米须30克，荠菜花15克，白茅根18克。水煎去渣，1日2次分服。

■ **胆结石**：玉米须、茵陈各30克。加水煎煮，然后把煮好的药汁倒入保温杯中，时时饮用。

⚠ 使用禁忌

● 低血糖患者慎用。

● 阴虚火旺、尿急尿频者忌服。

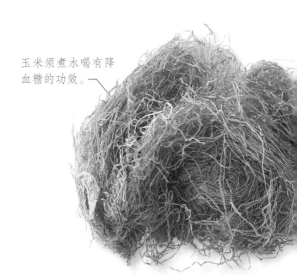

玉米须煮水喝有降血糖的功效。

赤小豆

预防便血 | 利水消肿 | 解毒退黄

赤小豆为豆科植物赤小豆或赤豆的干燥成熟种子,性平,味甘、酸,归心经、小肠经,有利尿消肿、解毒排脓的作用。《食疗本草》记载其"久食瘦人",故常用于伴有水肿的肥胖症。

外用时生研调敷,可缓解风疹、热毒痈肿等。

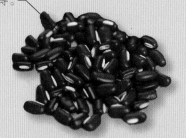

养生功效

赤小豆性善下行,具有较好的利尿消肿、解毒的作用。外用时生研调敷,可缓解风疹、热毒痈肿、流行性腮腺炎等引起的不适。

滋补养生方

■ **煮粥** 赤小豆 30 克,薏苡仁 60 克,粳米 30 克。先用砂锅煮赤小豆至烂,再入薏苡仁、粳米,煮粥食用。每日早、晚各 1 次,温热服食。此粥可健脾、利水消肿。

■ **煮汤** 赤小豆 60 克,桑白皮 15 克。加水煎煮,去桑白皮,饮汤食豆。适用于脾虚水肿、脚气、小便不利等症。

配药治病方

■ **口苦胁痛、小便黄赤、阴囊湿痒:** 赤小豆 20 克,淡竹叶、乌梅各 10 克。水煎取汁,早、晚各 1 次。

■ **下乳汁:** 煮赤小豆取汁饮用。

⚠ **使用禁忌**

● 尿频者忌食。

● 忌多食、久食。

荷叶

清 热 解 暑 ｜ 升 发 清 阳 ｜ 凉 血 止 血

荷叶是睡莲科植物莲的干燥叶。夏季可用鲜叶或初生嫩叶入药。《本草纲目》言其"生发元气，裨助脾胃，涩精浊，散瘀血，消水肿"。戴元礼在《证治要诀》中记载："荷叶服之，令人瘦劣，单服可以消阳水浮肿之气。"

养生功效

荷叶有清暑利湿、升发清阳的功效，可用于暑热烦渴、头痛眩晕、水肿、食少腹胀等症。荷叶还有散瘀止血的作用，可用于泻痢、白带、脱肛等症。

滋补养生方

- **代茶饮**　荷叶、绿茶各3克，桂花5克，冰糖适量。锅中加水煮沸后，加入所有原料，煮约5分钟，滤渣后即可饮用。

- **煮粥**　干荷叶适量，粳米100克，莲子50克，枸杞子、冰糖各适量。锅内倒入水，放入干荷叶，大火煮半小时左右，去渣取汁。汁水中放入粳米，煮至半熟时放入莲子，煮至粥稠，加入枸杞子、冰糖即可。夏天食用此粥，能祛暑清热。

配药治病方

- **肥胖（气滞血淤型）**：荷叶、决明子各10克，生山楂片15克，菊花5克。以上药材用沸水冲泡饮用，不仅能减肥，还有健脾降浊的作用，适用于高血压、高脂血症、高血糖、肥胖症的辅助治疗。

⚠ **使用禁忌**

- 低血糖患者慎用。
- 体瘦、气血虚弱者忌用。

荷叶有助于降低血压和血脂。

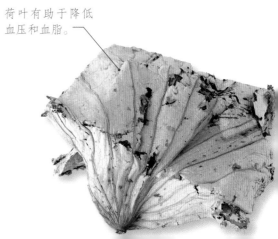

活血化瘀药

红花

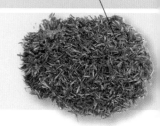

红花不宜存放过久。

红花，又称草红花、红蓝花、刺红花，为菊科植物红花的干燥花。《本草汇言》记载，红花为"破血、行血、和血、调血之药"。

 如何挑选优质红花

以花冠长、色红、鲜艳、质柔软、无枝刺者为佳。

滋补养生方

红花有活血通经、散瘀止痛的功效，可用于经闭、痛经，以及淤阻腹痛、跌打损伤等症。

 ▪ **炖汤**　红花6克，鲜山楂100克，白糖适量。山楂洗净、去核。锅中加入水、山楂肉、红花，用大火煮沸后，改用小火煮至熟烂，调入白糖即可。此汤能消食化积。

 ▪ **煮粥**　红花6克，桃仁15克，粳米70克，红糖适量。桃仁捣烂成泥，与红花一起煎煮，取汁，再同粳米煮为稀粥，加红糖调味，每日趁热食用。此粥能活血通经。

养生药膳

红花鸡汤

红花3克，当归15克，母鸡1只，盐适量。母鸡去腿、头、内脏，洗净后放入开水中氽烫，捞出后备用。将所有材料放入锅内，加适量清水，大火烧开后，改小火煮2小时，放盐调味即可。

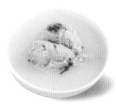

此汤有活血、通经、化瘀的功效。

 使用禁忌

● 有出血倾向者慎服。

●经期及月经过多的女性不宜服用。

三七

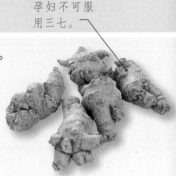

孕妇不可服用三七。

三七又名田七、盘龙七，李时珍称其为"金不换"。《本草纲目拾遗》中关于三七有如下描述："人参补气第一，三七补血第一，味同而功亦等。"故古代医家经常将人参、三七视为中药中的"珍贵者"。

 如何挑选优质三七

以个大、坚实、体重皮细、断面棕黑色、无裂痕者为优。

滋补养生方

三七具有"生打熟补"的功效，即服生三七，能活血化瘀、消肿止痛；服熟三七，能补血强身。

- **代茶饮**　三七、川芎各10克，水蛭5条，水煎代茶饮。常饮此品，对中风及中风后遗症的治疗有一定的辅助作用。

- **外用**　三七鲜叶洗净甩干，捣烂敷于伤口表面，用纱布包扎，1~2天更换1次，直至伤口愈合。此方对褥疮的治疗有一定的辅助作用。

养生药膳

三七大枣炖乌鸡

乌鸡1只，三七15克，大枣10颗、生姜2片。三七、大枣分别清洗干净。三七打碎，大枣去核。乌鸡剖洗干净，去除内脏，剁成小块后氽烫。将全部材料放入炖盅内，注入少量水，加盖隔水炖约3小时，以少许盐调味，即可食用。每周2次，不宜多食。

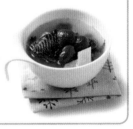

本汤可化瘀镇痛、止血生肌。

使用禁忌

- 阴虚内热者慎用。
- 血热妄行者慎用。
- 月经期女性慎用。

益母草

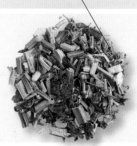

药性偏寒，不宜多服。

益母草，别名茺蔚、坤草，是唇形科植物益母草的新鲜或干燥地上部分。《本草正》记载益母草"性滑而利，善调女人胎产诸证，故有益母之号"。

 如何挑选优质益母草

以质嫩、叶多、色泽灰绿者为佳。

滋补养生方

益母草有活血调经的作用，可用于月经不调、痛经、经闭、恶露不尽；还能清热解毒，用于跌打损伤瘀痛、疮痈肿痛。

- **煮汤** 益母草 50 克，鸡蛋 2 个。鸡蛋与益母草同煮，熟后去壳再煮片刻，吃蛋喝汤。此汤适用于气血淤滞引起的痛经、月经不调、产后恶露不止等症。

- **煮粥** 鲜益母草汁 9 克，鲜地黄汁、鲜藕汁各 30 克，生姜汁 3 克，粳米 50 克，蜂蜜适量。粳米煮粥，粥熟后加入 4 种药汁和蜂蜜即可。此粥能活血祛瘀，适用于女性月经不调、产后恶露不净、腹痛等症。

配药治病方

宫颈炎：益母草、贯众各 20 克，乌贼骨、苦参、党参、白芍、生地黄各 10 克，茯苓 15 克。用水煎煮，每日 1 剂，分 2 次服用。

肾炎：干益母草 90 克。加水 700 毫升，小火煎至 300 毫升，分 2~3 次，趁温服用。

⚠ **使用禁忌**

- 血虚无瘀者忌用。
- 孕妇忌用。

王不留行

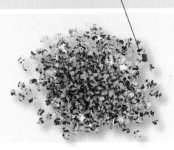

适合瘀血体质者服用。

王不留行，别名奶米、麦蓝子、剪金子，是石竹科植物麦蓝菜的干燥成熟种子。《神农本草经》记载其"主金疮，止血逐痛，出刺，除风痹内寒"。

 如何挑选优质王不留行

以干燥、籽粒均匀、充实饱满、色乌黑、无杂质者为佳。

滋补养生方

王不留行具有活血通经、下乳消痈、利尿通淋的功效，可改善经闭、痛经、难产、产后乳汁不下等。

 ▪ **代茶饮** 王不留行、茜草各30克，红牛膝根15克，红糖适量。上3味，用小火煎15分钟，加入红糖，再煎片刻即成。具有行血通经、化痰调经的功效。

 养生药膳

王不留行猪蹄汤

王不留行15克，通草6克，猪蹄1只，生姜、盐各适量。猪蹄处理干净，切块，放入砂锅中，加入王不留行、通草、生姜及适量清水，大火烧开后转小火炖煮2小时，除去药渣，加盐调味。喝汤，食猪蹄，分3次食用。

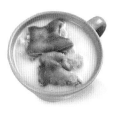

此汤具有温经化瘀、通经下乳的功效。

⚠ **使用禁忌**

● 孕妇及月经过多者禁服。

● 易过敏体质人群慎服。

润肠通便药
火麻仁

润肠通便 | 补益虚劳 | 滋阴补血

火麻仁为桑科植物大麻的干燥成熟果实，又名大麻仁，是常用的润肠通便中药。《神农本草经》言其可"补中益气，久服肥健"。《分类草药性》记载其可"治跌打损伤，去瘀血，生新血"。

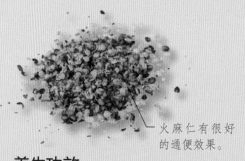

火麻仁有很好的通便效果。

养生功效

火麻仁有润肠通便、活血通淋的功效，特别适用于老人、妇女产后血虚津亏之大便秘结，还可改善各种原因引起的便秘、胆石症等。

滋补养生方

▪ **煮粥** 火麻仁、紫苏子各50克，粳米100克。紫苏子、火麻仁洗净，烘干，研成细末，倒入温开水200毫升，搅拌均匀，然后静置备用，待粗粒下沉后，滤出上层药汁，用药汁煮成粳米粥。每日1次，可连

服数日。此粥适用于习惯性便秘、老年津亏便秘者。

▪ **代茶饮** 火麻仁15克，白糖少许。将火麻仁洗净炒香，研碎，加适量水，煎沸后去渣取汁，加入白糖搅匀即可。稍温饮用。适用于肠燥便秘者，但不可长期或过量饮用，否则容易造成肠胃不适。

配药治病方

▪ **单纯性便秘：** 火麻仁、山楂各10克，决明子30克，泽泻、郁李仁各15克。研为细末，每次取适量，开水冲服，每日1~3次。可能少数人有轻微腹泻、肠鸣及便前腹痛等，一般可自行缓解。

⚠ 使用禁忌

● 肾虚阳痿、遗精者慎用。

● 孕妇忌用。

番泻叶

利 水 消 肿 ｜ 清 热 ｜ 通 便

番泻叶性寒，味甘、苦，归大肠经，是豆科植物狭叶番泻或尖叶番泻的干燥小叶。《现代实用中药》记载，番泻叶可"治食物积滞，胸腹胀满，便秘不通"。

养生功效

番泻叶有泻下导滞、通便利水的功效，可改善热结积滞、便秘腹痛、腹水肿胀、习惯性便秘及老年便秘；还能养胃健脾，促进消化，适用于消化不良、食欲缺乏、积食等症。

滋补养生方

- **代茶饮**　番泻叶 1.5~3 克，重症可加至 5 克。每日用开水冲泡后，代茶频饮。此饮可缓解便秘。

- **煮汤**　番泻叶 5 克，鸡蛋 1 个，菠菜、盐各适量。鸡蛋打入碗中搅散备用。番泻叶用水煎，去渣，取汁，倒入鸡蛋液，放入洗净的菠菜，煮沸，加盐调味即成。喝汤食蛋，每日 1 剂，可服用 5~7 日。此汤可缓解面赤身热、大便干结、小便短赤。

配药治病方

- **血虚型便秘**：番泻叶 1 克，鲜百合、桑叶、桑葚、决明子、天门冬各 10 克。水煎，去渣，温服，不拘时服。

- **水肿、腹水肿胀**：番泻叶、牵牛子、大腹皮各等分。水煎，去渣，温服，不拘时服。

⚠ **使用禁忌**

- 脾胃虚寒者慎用。
- 大便溏稀人群忌用。
- 哺乳期、月经期女性忌用。

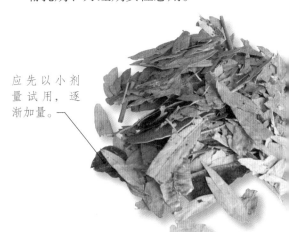

应先以小剂量试用，逐渐加量。

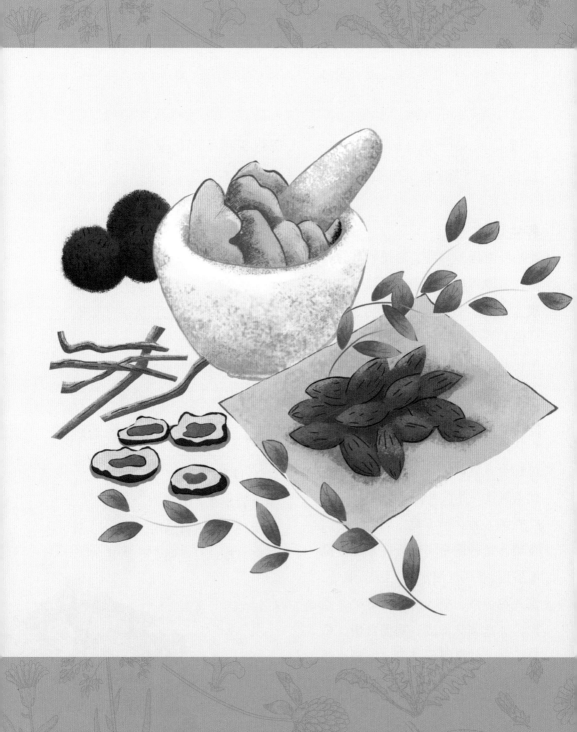

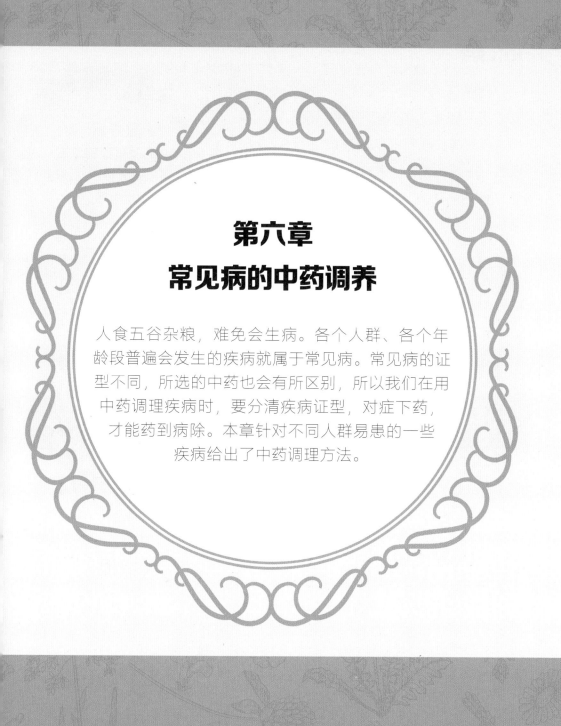

第六章
常见病的中药调养

人食五谷杂粮，难免会生病。各个人群、各个年龄段普遍会发生的疾病就属于常见病。常见病的证型不同，所选的中药也会有所区别，所以我们在用中药调理疾病时，要分清疾病证型，对症下药，才能药到病除。本章针对不同人群易患的一些疾病给出了中药调理方法。

小病小痛常用中药

感冒

通常认为，普通感冒是可以在短期内自愈的，但吃药有助于缓解不适症状，加快病愈速度。感冒可以服用的中药有桂枝、柴胡、荆芥、防风、生姜、金银花、连翘、板蓝根等，同时还应多喝水，清淡饮食，多休息。

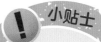

小贴士

感冒好后，若仍有不间断的**咳嗽**，可以每天熬一些**冰糖雪梨水**来喝。

金银花性寒，不可过量服用。

金银花

金银花可清热解毒、疏散风热。对于痈肿疔疮、喉痹、丹毒、热毒血痢、风热感冒、温病发热等引起的不适具有一定的缓解作用。

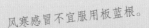
风寒感冒不宜服用板蓝根。

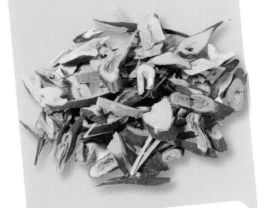

板蓝根

板蓝根是常用的清热药，有较强的抗病毒作用，对于风热感冒引起的发热、咽痛或扁桃体肿痛也有较好的疗效。

根据证型选中药

- **风寒型：** 桂枝、苍术、荆芥、防风、生姜、苏叶。
- **风热型：** 柴胡、金银花、黄芩、大青叶、板蓝根、连翘、菊花。
- **暑湿型：** 香薷、连翘、荷梗、藿香、佩兰。
- **时疫型：** 黄连、黄芩、金银花、连翘、板蓝根。

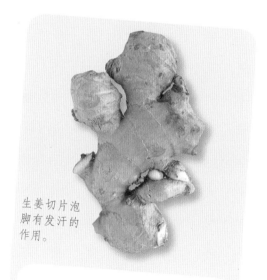

生姜切片泡脚有发汗的作用。

生姜

生姜能够驱寒暖身，所以一般受寒、受凉后都可以服食生姜汤来预防感冒。风寒感冒后也可以服用生姜来散寒、发汗、止呕。

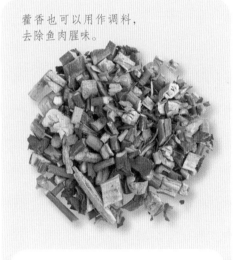

藿香也可以用作调料，去除鱼肉腥味。

藿香

藿香能够化湿醒脾，还能止呕，能缓解暑湿型感冒引起的脾胃不舒、呕吐，湿气缠身导致的身重、腹部胀满。

咳嗽

　　咳嗽是呼吸系统疾病中常见的症状之一。中医将咳嗽分为热咳、寒咳、燥咳和内伤咳嗽，用药时要分清咳嗽类型，对症用药。常用的止咳化痰中药有川贝母、枇杷叶、生姜、百合、胖大海、白果、罗汉果、桔梗等。

小贴士

咳嗽时不宜喝冷饮；不宜吃**肥甘厚味**的食物与**油炸食物**；不宜吃**鱼腥虾蟹**。

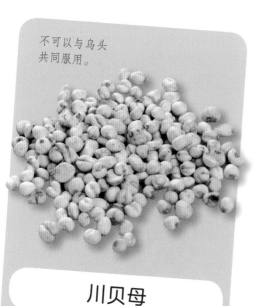

不可以与乌头共同服用。

川贝母

川贝母有清热化痰的功效，比较适合燥火型咳嗽，也是润肺止咳的名贵中药材。

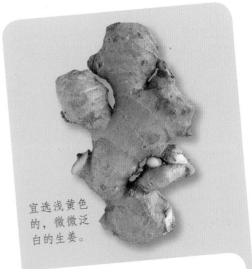

宜选浅黄色的，微微泛白的生姜。

生姜

生姜味辛，对于肺寒咳嗽有很好的疗效，主要用于风寒型、痰湿型咳嗽。

根据证型选中药

- **风热型：** 黄芩、金银花、川贝母、薏苡仁、枇杷叶、桔梗。
- **风寒型：** 陈皮、半夏、生姜、紫菀、杏仁、麻黄。
- **痰湿型：** 薏苡仁、白果、生姜、苍术、陈皮、白芥子、半夏。
- **燥火型：** 桑白皮、阿胶、百合、银耳、罗汉果、麦冬、川贝母、菊花。
- **体虚型：** 西洋参、地黄、银耳、阿胶、冬虫夏草、人参、五味子。

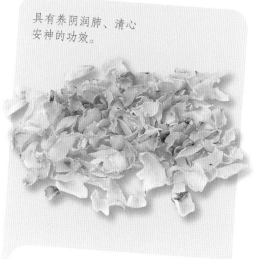

具有养阴润肺、清心安神的功效。

百合

百合是传统的润肺止咳药物，对于阴虚燥咳和过劳咳嗽都有较好的滋养止咳作用。

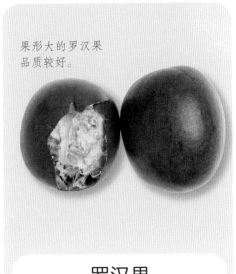

果形大的罗汉果品质较好。

罗汉果

罗汉果有生津止咳、清热润肺的功效，对风热咳嗽、肺热咳嗽的防治有一定的辅助作用。

腹泻

　　腹泻，是指排便次数明显超过日常，粪质稀薄，水分增加，或含未消化食物或脓血、黏液。腹泻常伴有排便急迫感、肛门不适，甚至失禁等症状。出现腹泻后，可选用莲子、薏苡仁、山药、芡实、肉豆蔻、五味子、乌梅等中药来调理。

小贴士

腹泻后要注意腹部的**保暖**，不要**着凉**，不吃**寒凉**的食物，以免加重**腹泻**。

莲子归心经、肾经，可养心益肾。

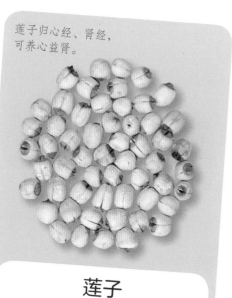

莲子

莲子有收敛固涩、健脾养心的作用，能有效缓解腹泻症状，可用于脾虚型泄泻。

紫红色、粒大、肉厚、有光泽者为佳。

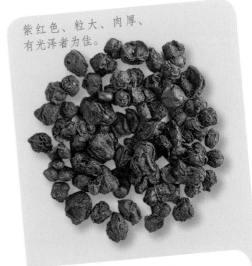

五味子

五味子可提高免疫力、保肝护肝、敛肺止咳、涩精止泻，可用于久泻不止。

根据证型选中药

- **寒湿型：** 苍术、陈皮、茯苓、木香。
- **湿热型：** 黄连、黄芩、葛根、甘草。
- **肝脾不和型：** 白术、白芍、陈皮、柴胡、青皮、木香。
- **脾虚型：** 党参、白术、茯苓、肉豆蔻、白扁豆、莲子、芡实、薏苡仁。
- **肾虚型：** 补骨脂、五味子、山药、吴茱萸、益智仁。

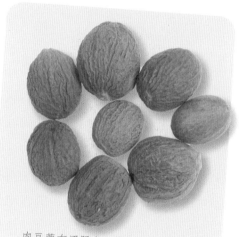

肉豆蔻有涩肠和止泻的作用。

肉豆蔻

肉豆蔻能温中涩肠、行气消食。还能缓解虚证腹泻伴有的脘腹冷痛、呕吐等。

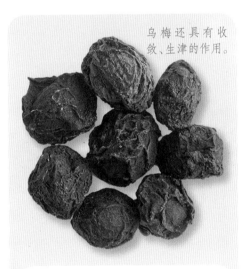

乌梅还具有收敛、生津的作用。

乌梅

乌梅味酸，性平，能敛肺止咳、涩肠止泻，所以乌梅可用于慢性腹泻。

便秘

　　便秘是指由于大肠传导功能失常，排便周期延长；或周期不长，但粪质干结难解；或粪质不硬，虽有便意，但排出不畅的一种病症。出现便秘后，可选用中药决明子、核桃仁、桑葚、芦荟、桃仁、肉苁蓉、蜂蜜等来通腑泄热、行气导滞、益气润肠、温肠通便。

! 小贴士

可**多吃**绿色蔬菜、红薯、白萝卜、酸奶、板栗、苹果等以缓解**便秘**。

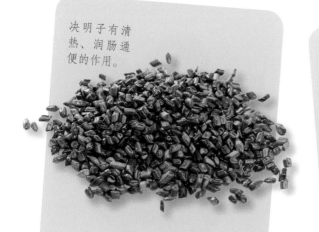

决明子有清热、润肠通便的作用。

决明子

决明子有清肝明目、润肠通便的作用，日常泡茶喝就能缓解症状，适合肠胃积热型和阴虚型便秘患者。

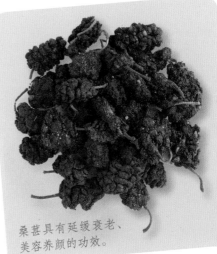

桑葚具有延缓衰老、美容养颜的功效。

桑葚

桑葚入胃能补充胃液的缺乏，增强胃肠蠕动，促进消化，因而有缓解阴血不足而便秘之功效。

根据证型选中药

- **肠胃积热型：**芦荟、胖大海、枇杷叶、决明子。
- **气虚型：**黄芪、白术、决明子、炒枳实。
- **血虚型：**当归、生地黄、何首乌、蜂蜜、肉苁蓉、桑葚。
- **阳虚型：**当归、肉桂、肉苁蓉。
- **阴虚型：**玄参、女贞子、石斛、何首乌、麦冬。

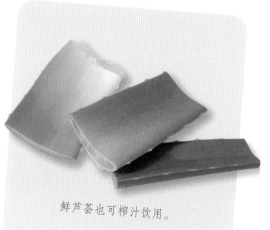

鲜芦荟也可榨汁饮用。

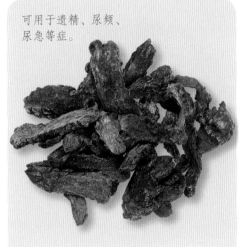

可用于遗精、尿频、尿急等症。

芦荟

芦荟味苦，性寒，有润肠通便的作用，能够改善肠胃积热型便秘。需要注意的是，芦荟种类很多，只有少数几种芦荟可以食用。一定要谨慎鉴别，且不能过量食用。

肉苁蓉

肉苁蓉性温，可以补益肾精，润肠道，体虚便秘、产后便秘、病后便秘及老年便秘患者适宜食用。

失眠

　　失眠是由多种因素导致的睡眠障碍，伴随的症状有入睡困难、睡眠质量下降、睡眠时间减少，记忆力和注意力下降等。患者可选用酸枣仁、桂圆肉、莲子、大枣、柏子仁、夜交藤等具有养心安神功效的中药调理。

！小贴士

阳虚患者睡觉前，可以穿上一双**舒适的袜子**，使脚部**保持温暖**，有助于**睡眠**。

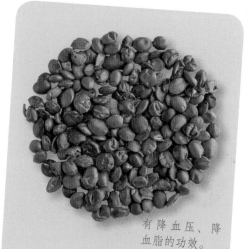

有降血压、降血脂的功效。

酸枣仁

酸枣仁有镇静、催眠的作用，对血虚引起的失眠有很好的效果，可配当归、白芍、何首乌、桂圆肉等同用。

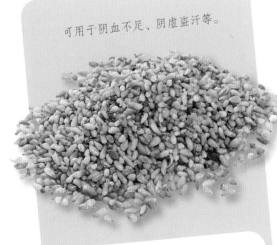

可用于阴血不足、阴虚盗汗等。

柏子仁

柏子仁主要适用于阴血不足引起的虚烦失眠、心悸怔忡，适用于心阴不足型和肝郁化火型失眠。

根据证型选中药

- **心脾两虚型：**党参、酸枣仁、大枣、灵芝、茯神。
- **心阴不足型：**生地黄、白芍、五味子、桂圆肉、百合、合欢皮、酸枣仁、夜交藤。
- **肝郁化火型：**夏枯草、玫瑰花、柏子仁、合欢皮。
- **痰热内扰型：**陈皮、竹茹。

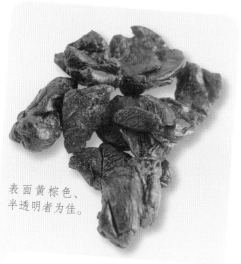

表面黄棕色、半透明者为佳。

桂圆肉

桂圆肉甘润味厚，能补心脾、益气血、宁神志，对体弱、病后体虚、气血不足导致的失眠健忘都有效。

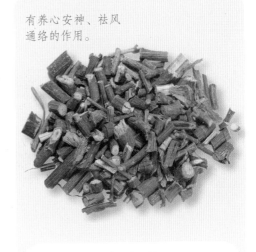

有养心安神、祛风通络的作用。

夜交藤

夜交藤具有养血和安神的作用，可用于阴虚血少所致的失眠，通常与合欢皮、酸枣仁、茯神、柏子仁、远志、生地黄等药物配伍使用。

小儿常见病中药调养

小儿营养不良

儿童营养不良的常见症状是消瘦，皮肤、毛发干涩，面色焦黄，精神不振，肌肉无力。营养不良与孩子脾胃功能虚弱有直接关系，适当地服用调理脾胃功能的中药，有助于增强小儿食欲，改善胃肠道消化功能，促进营养物质摄入和吸收。

药膳调养

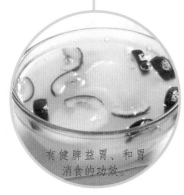

有健脾益胃、和胃消食的功效。

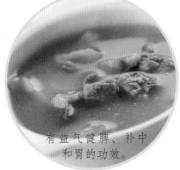

有益气健脾、补中和胃的功效。

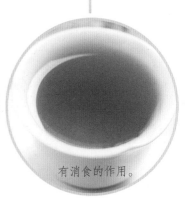

有消食的作用。

山楂山药汤

山楂9克，山药15克，白糖25克，煎汤代茶。每日1剂，连服1周。本方适用于小儿脾虚暗积之症。

参芪鸽肉汤

乳鸽1只，去杂毛及内脏，将党参10克、黄芪15克、白术9克打为粗末，用纱布包好后塞入鸽腹，隔水炖至肉烂熟，饮汤吃肉。每3天炖服1剂，连服4~6剂。本方适合气血两虚者食用。

鸡内金汤

取鸡内金30克，水煎取汁，加糖适量调匀，代茶饮。本汤具有涩肠止泻的作用，适合久泻虚弱的小儿服用。

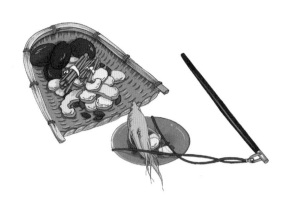

养生方

握药法

取大黄9克、牵牛子2克、莱菔子10克，共研成粗末，用纱布包好后令小儿握在手中，婴幼儿可用绷带固定，每天2次，每次30分钟，15天为1疗程。

参芪丁糖浆

生黄芪、党参各9克，丁香1.5克，红糖适量。上药加水600毫升同煎，先武火煎沸，后改文火续煎30分钟，取药汁，加入红糖搅匀，一次口服，每日1剂。本方具有益气健脾的功效，可调理脾肺气虚所致的营养不良。

白姜甘丸

人参、白术各6克，干姜4克，炙甘草3克，肉桂5克。先将人参加水500毫升煎煮30分钟，滤其药汁备用。另将余药加水600毫升煎煮30分钟。接着把药汁混匀，分次口服，每隔10~12小时1次，连服3~4剂为宜。益气补血，可调理脾胃虚寒所致的营养不良。

小儿积食

小儿积食主要是指小儿乳食过量，损伤脾胃，使乳食停滞于中焦所形成的胃肠疾患。主要表现为腹部胀满、大便干燥或酸臭、矢气臭秽、嗳气酸腐、肚腹胀热。可选择山楂、炒麦芽、神曲、枳实、大黄、黄芩、黄连、茯苓等中药来消食导滞。

> **！小贴士**
>
> 尽量做到**少食多餐**，选择一些**清淡、易消化**的食物。

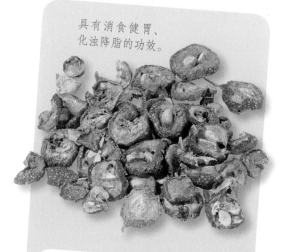

具有消食健胃、化浊降脂的功效。

山楂

山楂含多种有机酸，能刺激胃黏膜，促进胃液分泌，能促进肉食的消化。

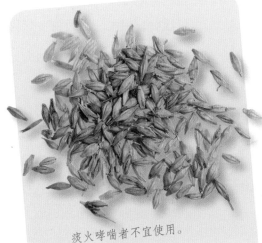

痰火哮喘者不宜使用。

炒麦芽

炒麦芽有行气消食、健脾开胃的功效，可缓解食积不消、脘腹胀痛、脾虚食少等症。

根据证型选中药

- **乳食内积型：** 山楂、神曲、莱菔子、炒麦芽、陈皮、砂仁、茯苓、半夏、连翘、厚朴、枳实、黄连、木香、槟榔、大黄、竹茹。
- **脾虚夹积型：** 党参、白术、山楂、神曲、炒麦芽、枳实、陈皮、藿香、砂仁、炮姜、厚朴、苍术。

有破气消积、化痰散痞的功效。

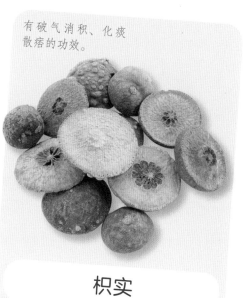

枳实

枳实可用于缓解气积所致的脘腹痞满胀痛、热结便秘、痰滞气阻等症。

可搭配山楂一起使用。

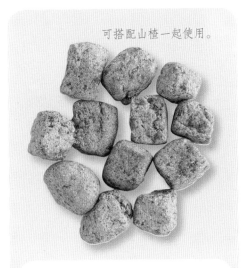

神曲

神曲归脾经、胃经，有健脾和胃、消食化积的作用，可缓解饮食停滞、消化不良、脘腹胀满、食欲不振等症。

小儿厌食症

小儿厌食症是以小儿长期食欲减退或食欲缺乏为主的症状，常伴有呕吐、腹泻、便秘、腹胀、腹痛和便血等。中医一般以健脾和胃、消食化积为主要的调养方略，可选用的中药有陈皮、枳实、神曲、炒麦芽、鸡内金、山药、白扁豆、山楂、黄连等。

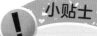

！小贴士

如果是**原发性疾病**所引起的**厌食症**，则需要积极治疗原发性疾病。如果是**心理性厌食**，则要积极配合医生进行心理治疗和疏导。

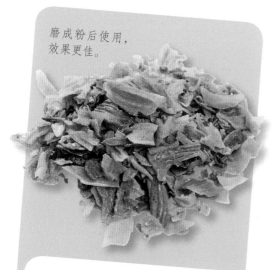

磨成粉后使用，效果更佳。

鸡内金

鸡内金是比较常用的一味可缓解厌食和积食的药物，其主要功效就是消食导滞，能够促进消化、增加食欲，缓解食积不消、呕吐、泻痢等症。

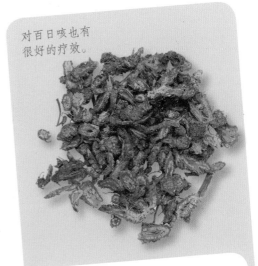

对百日咳也有很好的疗效。

黄连

黄连有清热燥湿、泻火解毒的功效，可改善湿热痞满、呕吐吞酸、厌食、泻痢等症。

根据证型选中药

- **脾失健运型：**太子参、茯苓、白术、陈皮、枳实、神曲、麦芽、鸡内金。
- **胃阴不足型：**沙参、麦冬、石斛、玉竹、乌梅、山药。
- **脾胃气虚型：**人参、白术、茯苓、薏苡仁、山药、白扁豆、莲子肉、砂仁。
- **脾胃不和型：**苍术、陈皮、神曲、鸡内金、佩兰、山楂、藿香。

有利尿消肿、清肝明目等功效。

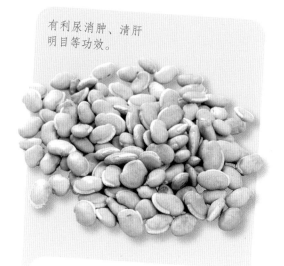

白扁豆

白扁豆归脾经、胃经，是健脾良药，可用于脾胃虚弱、食欲不振、大便溏泻等。

吐血证者慎服。

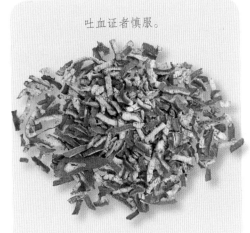

陈皮

陈皮是理气常用药，对于气滞引起的脘腹胀满、食少吐泻很有疗效。

中老年疾病不用慌

高血压

　　高血压可以通过一些中药来调理,如葛根、槐花、泽泻、决明子、菊花、玉米须、枸杞子、制何首乌、天麻、山楂等,可以软化血管、降血压、利尿、清火明目。饮食上吃一些芹菜、荠菜、绿豆、冬瓜等,可以辅助降血压。

! 小贴士

高血压患者应注意保持**情绪稳定**,避免**大喜大悲**。

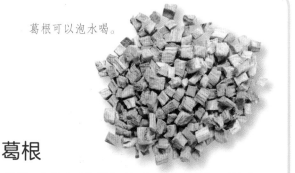

葛根可以泡水喝。

葛根

葛根对高血压引起的头痛、头晕、耳鸣、颈项强痛等症状有一定的改善作用。

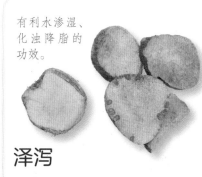

有利水渗湿、化浊降脂的功效。

泽泻

泽泻利水而不伤阴,不仅适用于早期高血压患者,也适用于中晚期高血压患者。

养生方

槐花桑寄生汤

槐花、桑寄生各25克,川芎、地龙各15克。上药加水煎2次,分次口服。每日1剂,连用15剂为1个疗程。

功效:清肝活血、养阴潜阳,可用于肝阳上亢、肝肾阴虚型原发性高血压的调养。

清降汤

桑白皮、地骨皮各30克。上药先浸泡30分钟,水煎30分钟左右,每剂水煎3次,取汁混匀后,每日分早、中、晚3次口服。每日1剂,连服20天为1个疗程。

功效:清肺降火、止咳平喘、滋阴凉血,可用于原发性高血压的调养,证属肺气上逆或痰火上扰者。

高脂血症

高脂血症是指血脂水平过高，可直接引发一些严重危害人体健康的疾病，如动脉粥样硬化、冠心病、胰腺炎等。中医调理高脂血症常选用的中药有红曲、山楂、绞股蓝、银杏叶、何首乌、决明子、陈皮等。

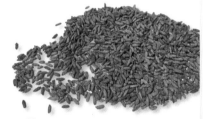

出血倾向者不宜服用。

红曲

红曲具有抑制血清胆固醇升高和动脉粥样硬化斑块形成的作用。

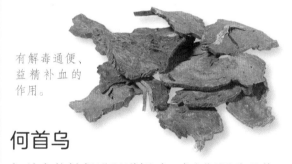

有解毒通便、益精补血的作用。

何首乌

何首乌能够促进肠道蠕动，减少胆固醇吸收，加快胆固醇排泄，从而起到降低血脂的作用。

养生方

山菊参饮

山楂、菊花、丹参各10克，红曲3克。上药加水煎煮，代茶饮用。每日1剂，连服30剂为1个疗程，连服3个月生效。

功效：消食化瘀，可用于高脂血症的调养。

降脂汤

何首乌15克，枸杞子10克，决明子30克。上药加水煎2次，分2次口服，每日1剂。

功效：补肝养血、润肠通便，可用于高脂血症的调养。

糖尿病

　　糖尿病，中医称为"消渴症"。烦渴多饮为上消，消谷善饥为中消，小便如膏、面黑耳焦为下消。不同的病变部位，主要与肺、脾、胃、肾的功能异常有关。常选用的中药有黄芪、葛根、山萸肉、茯苓、玉竹、桑叶、桑枝、桑白皮、菟丝子、玄参、丹参等。

> **! 小贴士**
>
> 糖尿病患者应注意**合理饮食**，避免过饱，宜少食多餐，粗细粮**搭配**。

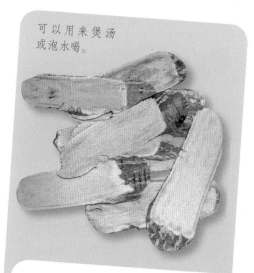

可以用来煲汤或泡水喝。

黄芪

　　黄芪有补气补血的作用，适用于气血亏虚的糖尿病患者。中医常用黄芪配合滋阴药，如生地黄、玄参、麦冬等以缓解糖尿病引起的不适。

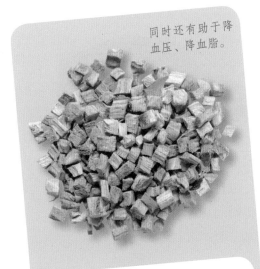

同时还有助于降血压、降血脂。

葛根

　　葛根属辛凉解表药，有生津止渴的作用，可以改善糖尿病患者乏力、口渴的症状。

根据证型选中药

- **肺热津伤型**：麦冬、生地黄、西洋参、银耳。
- **胃热炽盛型**：北沙参、麦冬、玉竹、地骨皮、石斛、生地黄、葛根。
- **脾胃气虚型**：党参、黄芪、炒白术、陈皮。
- **肾阴亏虚型**：地黄、山萸肉、五味子、女贞子、玄参。

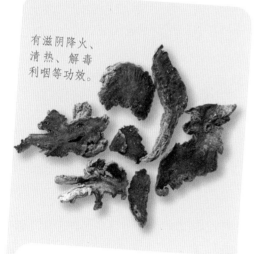

有滋阴降火、清热、解毒利咽等功效。

玄参

玄参具有清热凉血、滋阴降火的作用。中医认为部分糖尿病的发病和气阴两虚、阴虚火旺有关，玄参的作用正好和糖尿病的发病机制相吻合，因此可以用于辅助治疗糖尿病。

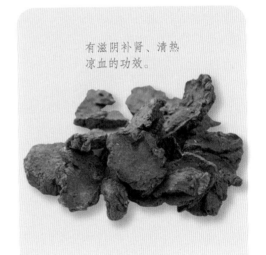

有滋阴补肾、清热凉血的功效。

生地黄

生地黄有养血止血、养阴生津的功效，可以改善胰岛素抵抗，稳定血糖，缓解血糖高引起的口干症状。

痛风

　　中医将痛风归属"痹证""历节"等范畴，认为外邪侵袭、脾胃虚弱、饮食不节是主要病因。缓解痛风可选用的中药有车前草、玉米须、鱼腥草、杜仲、虎杖、土茯苓、粉萆薢、透骨草、威灵仙、伸筋草、大血藤等，可以祛除湿热、通络消肿、止痛。

! 小贴士

痛风患者平时应**多喝水**，以促进**尿酸**排出。

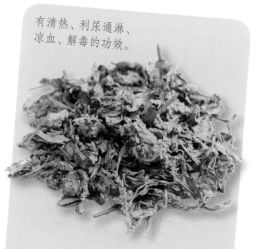

有清热、利尿通淋、凉血、解毒的功效。

车前草

车前草对于下焦湿热有很好的通利作用，可以促进尿酸的排泄，减轻痛风疼痛。

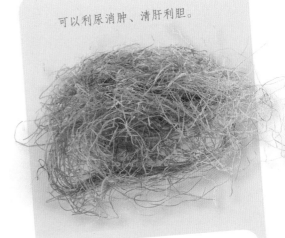

可以利尿消肿、清肝利胆。

玉米须

玉米须有一定的清热解毒、利尿的功效，可加速尿酸的代谢。

根据证型选中药

- **湿热痹阻型：**苍术、黄柏、知母、金银花、连翘、薏苡仁、川牛膝、土茯苓、车前草、鱼腥草。
- **风寒湿痹型：**桂枝、白芍、生姜、制川乌、防己、当归、川芎、羌活。
- **痰淤阻滞型：**陈皮、半夏、茯苓、当归、川芎、赤芍、桃仁、红花、伸筋草。
- **脾肾阳虚型：**肉桂、白术、党参、茯苓、黄芪、杜仲、补骨脂、肉苁蓉、骨碎补。

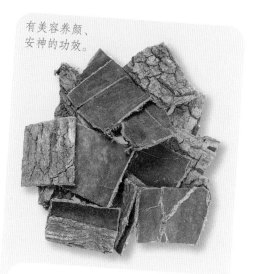

有美容养颜、安神的功效。

杜仲

杜仲不仅可以利尿，还能增强肝肾功能，加强体内循环代谢，有助于减少尿酸在血液中的淤积。

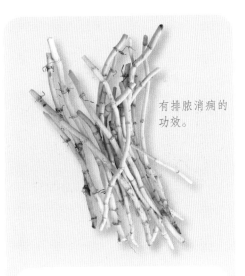

有排脓消痈的功效。

鱼腥草

鱼腥草内服能加快血液流动，帮助尿酸排出体外；捣敷在疼痛部位，有消肿止痛的效果。

冠心病

　　冠心病在中医里属于"胸痹痛、真心痛、厥心痛"的范畴，主要病机是血脉不通，而血脉不通是因瘀血、痰浊、气滞、寒凝所致。常选用的中药有当归、川芎、黄芪、陈皮、党参、黄精、桂枝、细辛、半夏等。

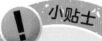

小贴士

冠心病患者应避**免繁重的体力劳动和剧烈的体育运动**，但宜进行轻度的**体育锻炼**，预防动脉粥样硬化及肥胖。

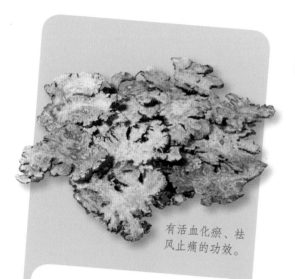

有活血化瘀、祛风止痛的功效。

川芎

川芎有非常明显的改善心肌供血的作用，可以用于冠心病、心绞痛等。

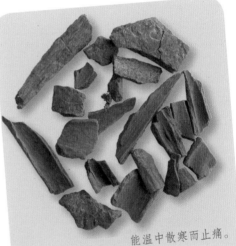

能温中散寒而止痛。

肉桂

肉桂有抗心肌缺血及抑制血小板聚集的作用，对防治冠心病有辅助作用。《药性论》记载肉桂："主治：九种心痛，杀三虫，主破血。"

根据证型选中药

- **气虚血淤型**：党参、延胡索、三七、西洋参、刺五加、灵芝、丹参、当归、黄芪。
- **心阳亏虚型**：红参、生晒参、川芎、干姜、桂枝。
- **心阴不足型**：西洋参、丹参、白芍、麦冬、赤芍、葛根、五味子。
- **瘀血痹阻型**：三七、川芎、丹参、山楂、肉桂。

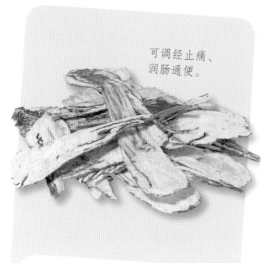

可调经止痛、润肠通便。

当归

当归可以降低血小板聚集以及抵抗血栓形成，能够对抗心肌缺血，增加冠状动脉血流量，降低心肌耗氧量。

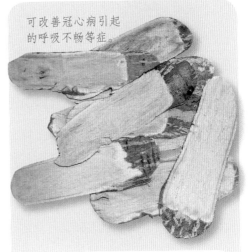

可改善冠心病引起的呼吸不畅等症。

黄芪

黄芪有很好的强心作用，可以扩张冠状动脉，增加心肌的血流量。

女性疾病不用愁

痛经

　　痛经为常见的妇科病症之一，指行经前后或月经期出现下腹部疼痛、坠胀，伴有腰酸或其他不适等症状。中医认为，"不通则痛""不荣则痛"，可选益母草、阿胶、当归、红花、山楂、玫瑰花、桃仁、小茴香等中药来调理。

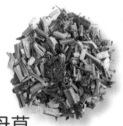

有活血化瘀、调经等功效。

益母草

益母草浸膏及煎剂对子宫有强烈而持久的振奋作用，不但能增强其收缩力，而且能提高其紧张度和收缩率，因此可以活血化瘀。

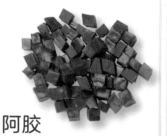

有调节气血、补血滋阴的作用。

阿胶

阿胶有滋阴补血的作用，对妇女痛经、月经不调、崩中、胎漏等症有一定的辅助治疗作用。

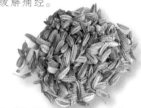

可与山楂、红糖一起煎来缓解痛经。

小茴香

小茴香有散寒止痛、理气和胃的功效，能够促进血液循环，调理寒湿凝滞型痛经。

养生方

活血散瘀汤

当归尾、川芎、赤芍、苏木、牡丹皮、肉桂、延胡索、乌药、刘寄奴、生地黄各10克。上药加水煎煮，每日1剂，2次分服。

功效：破血行气、止痛，适用于气滞血淤型痛经。

消痛方

柴胡、郁金、香附、川楝、延胡索、蒲黄、五灵脂、当归、白芍各10克。水煎服，每日1剂。

功效：疏肝理气、活血止痛。

白带异常

白带异常一般是指白带量、色、质、嗅等方面的异常,如白带增多、泡沫性白带、豆腐渣样白带、黄绿色脓性白带、白带中有血丝、白带腥臭等。中医认为,调理白带异常应以祛湿为主,因此多选用祛湿的药物,如龙胆草、炒栀子、车前子、泽泻、土茯苓、薏苡仁、黄芩、黄柏、茯苓等进行调理。

! 小贴士

心情的**愉悦**及情绪的**平稳**,有助于预防白带异常。

水肿尿少、痰热咳嗽者宜用。

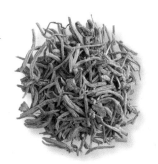

龙胆草

龙胆草有清热燥湿、泻肝胆火的功效,可用于阴肿阴痒、带下、湿疹瘙痒。

可与莲子、山药一起煮服。

薏苡仁

薏苡仁是传统的药食两用的除湿食物,有利水、渗湿、健脾的功效,对脾虚型白带异常有很好的疗效。

有利尿消肿的作用。

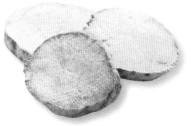

泽泻

泽泻入肾经、膀胱经,能利水、渗湿、泻热,可用于湿热型白带异常。

可改善尿频、尿黄。

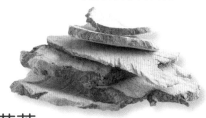

土茯苓

土茯苓有解毒除湿的功效,能缓解湿热淋浊、带下、痈肿引起的不适。

乳腺增生

乳腺增生常表现为乳房疼痛和乳腺结节，可同时累及双侧乳房，多以一侧偏重。在中医里属"乳癖""乳痞""乳中结核"范畴，可选用柴胡、当归、白芍、没药、茯苓、白术、瓜蒌、川贝母、半夏、三棱、莪术等中药调理。

小贴士

乳腺增生患者在生活中应注意不要佩戴**过紧的胸罩**，积极调整饮食结构和起居作息，劳逸结合，多运动。

用量过多会导致身体倦怠、反应能力下降。

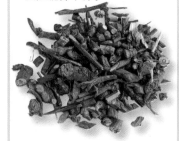

柴胡

柴胡能和解表里、疏肝解郁，对于肝郁气滞型乳腺增生有较好的疗效。

川贝母能疏肝健脾、解郁活血。

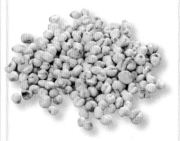

川贝母

川贝母有散结消肿的功效，对瘰疬、痈肿、乳痈等引起的不适有缓解作用。

有润燥滑肠的功效。

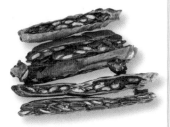

瓜蒌

瓜蒌能清热涤痰、宽胸散结，可用于胸痹心痛、结胸痞满等。

养生方

消核汤

炙僵蚕12克，蜂房、当归、赤芍、香附、橘核各9克，陈皮6克，甘草3克。每日1剂，煎2次分服，5~10剂可见效。

功效：疏肝解郁、和血消坚、调和冲任。

更年期综合征

因雌激素分泌量减少，出现以自主神经功能失调为主的症候群，称更年期综合征。主要症状有月经紊乱、阵发性潮热、出汗、心烦、失眠、头痛等，可选用酸枣仁、柏子仁、柴胡、当归、白芍、白术、茯苓、生姜、党参、黄芪、桂圆肉、远志等中药健脾、疏肝、养心。

！ 小贴士

更年期女性宜适当多吃**富含蛋白质的食物**，如牛奶、鱼肉、豆腐、豆浆等。

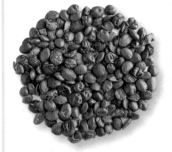

适用于心烦失眠、体虚多汗。

酸枣仁

酸枣仁可养肝、宁心、安神、敛汗，对虚烦不眠、惊悸怔忡、烦渴、虚汗有缓解作用。

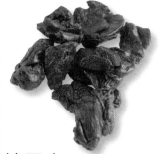

服用过多会导致口干舌燥。

桂圆肉

桂圆肉有补益心脾、养血安神的功效，可用于气血不足导致的更年期综合征。

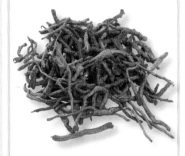

可与白术一同配伍。

远志

远志归心经、肾经、肺经，可用于心肾不交引起的失眠、多梦、健忘、惊悸。

养生方

更年康汤

玄参、丹参、党参、茯苓、浮小麦、白芍、柏子仁、熟枣仁各15克，五味子、桔梗、远志、天冬、麦冬各10克，生地黄、熟地黄各12克，当归10克，元胡10克，煅龙骨、煅牡蛎各30克。清水煎服，每日1剂，1剂煎2次，分早、晚温服。16剂为1个疗程。

功效：养心、益阴、安神、镇静、潜阳。

男人烦恼一扫光

阳痿

　　中医将阴茎疲软不举或举而不坚，以致影响性生活谓之阳痿。阳痿有虚实之分，虚有阴虚、阳虚、心脾两虚、心肾不足之别；实有肝郁、湿热、血淤之异，可选用人参、覆盆子、枸杞子、菟丝子、巴戟天等中药调理。

> **! 小贴士**
>
> 患者平时应积极进行各种**体育锻炼**，增强体质，做到**劳逸结合**。

阴虚火旺者不宜服用。

菟丝子

菟丝子具有补肾益精、养肝明目之功效，对于腰膝酸痛、视力减退、遗精等症具有一定的缓解作用。

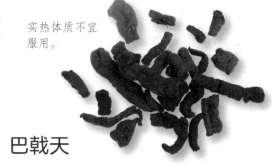

实热体质不宜服用。

巴戟天

巴戟天入肾经、肝经，有补肾助阳、祛风除湿的功效，对阳痿不举有改善作用，可强筋骨、安五脏、补中益气。

养生方

苁蓉淫羊藿酒

肉苁蓉50克，淫羊藿100克，白酒1 000毫升。将上药粉碎，浸入酒中，封盖，置阴凉处，每日摇晃数下，7天后开封即可饮用。每日3次，每次饮服10~15毫升。

功效：补肾壮阳，适用于肾阳虚之阳痿及腰膝酸痛等症。

早泄

中医认为，早泄除与精神因素有关外，主要与"精淤"有关，因精淤而致精关开阖失度，因而导致早泄。调理方法主要是活血化瘀、疏肝理气、通精固肾兼心理疏导，可选用王不留行、路路通、金樱子、菟丝子、柴胡、白芍、枳壳、石菖蒲、远志、冬瓜仁、通草、土茯苓等中药。

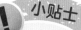

小贴士

患者不要给自己太大的**心理压力**，保持**乐观情绪**，有助于病症的改善。

虚寒人群不宜服用。

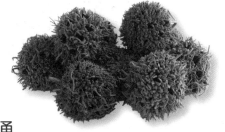

路路通

路路通具有通利之性，可行气宽中、祛瘀通精，从而解决"精淤"之证。

可以和芡实、羊肉一起炖煮。

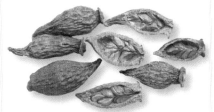

金樱子

金樱子有补肾固精之效，可防止射精过快。

养生方

知柏三子汤（丸）

知母、黄柏、金樱子、枸杞子各10克，五味子6克。每天1剂，煎2遍和匀，早、晚分服；或研细末，炼蜜为丸，每粒10克，每服1粒，每日2次。

功效： 固肾涩精、补肾益精。

遗精

　　遗精是未经性交而流出精液的现象。男子遗精次数过多，还伴有头晕体倦、精神不振等病理表现，常与神经衰弱、生殖系统炎症等因素有关，要尽早医治。可选用五味子、芡实、金樱子、龙骨、牡蛎、锁阳、肉苁蓉、沙苑子等中药调理。

！ 小贴士

遗精后不要受**凉**，更不要用冷水洗澡，以防**寒邪**乘虚而入。

对男性性功能有明显的增强作用。

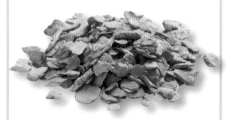

牡蛎

牡蛎具有敛阴、潜阳、止汗的功效，对惊痫、眩晕、自汗、盗汗、遗精、淋浊等症有缓解作用。

对咳嗽、心悸也有一定的效果。

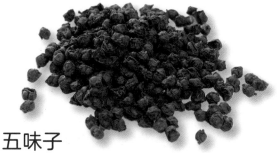

五味子

五味子有收敛固涩、益气生津、补肾宁心的功效，对梦遗肾虚、遗尿尿频、心悸失眠、白浊等症有缓解作用。

养生方

益肾固精方

生地黄、山萸肉、煅龙骨、煅牡蛎、怀山药、泽泻(盐水炒)、金樱子、茯神、天冬、北芡实、白蒺藜、女贞子各9克，川黄柏(盐水炒)、远志(去心)各4.5克，莲蕊须6克。水煎服，每日1剂。

功效：益肾固精。